JN235701

臨床データのまとめかた
改訂第2版
―――研究計画から論文作成まで―――

国立精神・神経センター　精神保健研究所
精神保健計画部　統計解析研究室　室長

三宅　由子　著

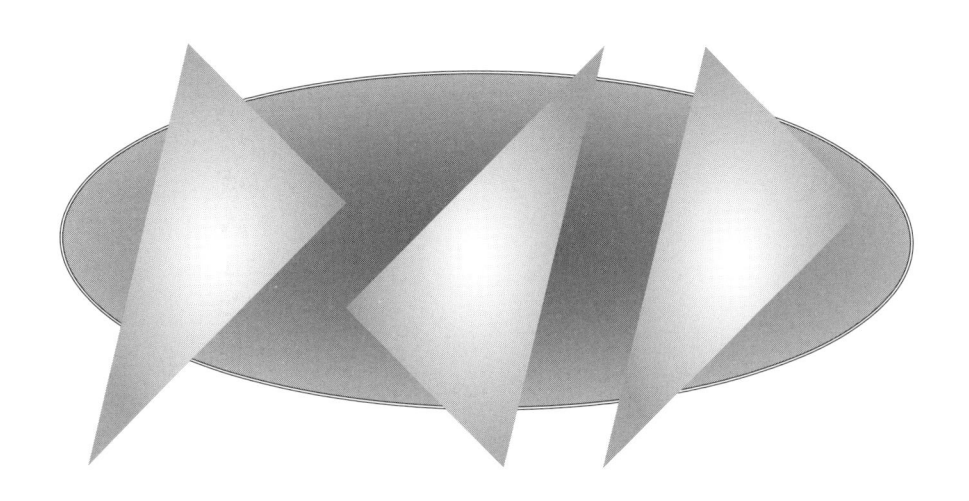

株式会社 杏林書院

序

　疫学という，医学の中で統計学を道具とする分野を専攻した者として，臨床家と協力して仕事をするようになって以来，いつも感じさせられてきたことがある．それは統計学に対してなにか偏った，独特の見かたがあることだった．そして臨床家と疫学者の間にもう一歩の相互理解があれば，もっと実り多い臨床研究ができるはずなのに，それができないという歯がゆさもあった．その感じがこの本を作りたいと思った動機の大きな部分を占める．

　臨床に接して仕事をしていると，特に慢性疾患を考えれば，日々の仕事は患者からの主観的・客観的情報をカルテの中に収集する過程でもある．つまり数として扱うことのできそうな情報は，いつも臨床家の目の前にあり，着々と蓄積されていく．しかし基本的に臨床家の関心が個々の症例にあるのは当然であろう．診察室の中の１対１の医師患者関係では，同じ病名で診断される患者であっても，その共通性は当然のこととしてひとまず置かれ，個別性に注目することが必要である．したがって情報の蓄積も，当然個々の患者の治療のために，個別に蓄積されていくものである．そのようなデータを数量的に扱おうとすれば，その価値観を多少変えることにならざるを得ないことがある．つまり統計的にまとめるためには，個別性はそれとして，その共通性に着目することになり，症例はいわば無名になる．そこで感じる抵抗は，臨床家としてのアイデンティティが強いほど大きいだろうということは容易に理解できる．

　しかし一方で臨床的な印象からなんらかの規則性を嗅ぎつけたり，直感的あるいは経験的に法則性があるように感じた場合，目の前にある情報をなんとかまとめて，自分の得た仮説を実証してみたいという考えが出てくるのもまた当然であろう．そしてなんらかの結果が得られたとき，次にはそれを公にしようとするのも自然なことである．そこで論文を書いたり学

会発表をしようとした時に，統計学的知識や統計的仮説検定が要求されることになる．統計学は普段はあまり臨床家から関心を払われることはないし，その必要もない．従来の統計学の教科書や参考書は，数式がたくさん出ていて，それに拒否反応を起こす人も珍しくない．つまり統計学は面倒だがある場合には必要なものとして，臨床家からは最小限の関心しか持たれることはなかったというのが，つい最近までの一般的傾向であった．しかしある事象が，一方で3例中1例であったから希であり，もう一方では3例中2例に見られるので頻繁であるといういいかたが通用しては困る．またその反面，なにかの検定をして有意差さえでれば，それですべてが明瞭になったような錯覚を持たれてもいけない．計算機の普及以前には，とにかく「星印」を付ける―つまり有意差をいう―ための具体的な計算法がなによりも必要とされるものであり，考えかたは二の次という面があった．これはある意味では仕方なかったともいえる．統計的仮説検定の必要性を説き，臨床家にその考えかたを受け入れて貰うためには，割り切りも必要だっただろう．

しかし最近のパーソナルコンピュータの急激な普及が，この傾向を大きく変えた．面倒な計算はすべてコンピュータがしてくれる．適当なソフトウェアさえあれば誰でも簡単に検定をすることができるが，この変化は古くからある問題をいっそう顕在化させた．検定の誤用や乱用の問題である．今や計算に苦労することはなくなった．そうなると，いかに正しくこの方法を用いるかということが問題になる．また専門家の立場からいえば，統計学は単に統計的仮説検定をするためだけにあるものではないし，正しく使われてこその有意差であり，仮説検定である．そして誤用や乱用は検定をする段階ではなく，研究の設計そのものから生じることが多いのが事実である．それは統計学そのものの問題というよりは，もっと基本的な研究方法論の問題である．しかしこの部分については，あまり親切な参考書がなく，研究者からその弟子へと，いわば「徒弟制度」の中で伝えられるものであったように思う．

この本は統計学の話が多くなるだろうが，いわゆる統計学の本ではない．説明に数式は用いない．統計学を研究の道具として正しく有効に使うため

の最も基礎的な考えかたの解説書である．できるだけ具体例に則して説明するが，それを通じて自分自身のデータのことを考えていただくのが最も分かりやすいと思う．たとえば「生」の臨床データは埋もれた鉱脈である．適切な方法で採掘し精錬すれば，豊かな富をもたらしてくれるだろう．この本ではそのための効率的な方法を，分かりやすい知識として提供したいと考えている．

　この本が，データをまとめたいと考えている臨床家の方々や，これから学位論文を作ろうとしている大学院生や研究者のお役に立てば，筆者にとってこの上ない幸せである．

目　次

序

第 1 部　研究計画

第 1 章　研究計画 …………………… 2
　1．研究計画の必要性 ………………………… 2
　2．研究計画の方法―概要 …………………… 3
　3．研究倫理の問題 …………………………… 12
　4．研究計画立案の実際へ …………………… 14
　5．研究計画の実例 …………………………… 15
　　　実例 1 ……………………………………… 15
　　　実例 2 ……………………………………… 19
　6．研究計画と統計的方法 …………………… 23

第 2 部　統計学の考えかた

第 2 章　統計的方法の基本的考えかた …… 26
　1．測るということ …………………………… 26
　2．尺度の種類 ………………………………… 28
　3．データ化の作法 …………………………… 31
　4．数字で語ること …………………………… 34

第 3 章　記述統計的視点 …………… 36
　1．度数分布 …………………………………… 36
　2．代表値 ……………………………………… 39
　3．探索的データ解析について ……………… 42

4．質的データの記述―単純集計からクロス集計へ― ‥43
　　5．ふたたび、数字で語ることをめぐって ‥‥‥‥‥45
第4章　統計的仮説検定の考えかた ‥‥‥‥46
　　1．統計的仮説検定の現状と問題点 ‥‥‥‥‥‥‥46
　　2．統計的仮説検定とは ‥‥‥‥‥‥‥‥‥‥‥‥47
　　3．標本抽出法 ‥‥‥‥‥‥‥‥‥‥‥‥‥‥‥‥48
　　4．検定結果の読みかたについて ‥‥‥‥‥‥‥‥51
　　5．標本数の問題 ‥‥‥‥‥‥‥‥‥‥‥‥‥‥‥52
　　6．検定の功罪 ‥‥‥‥‥‥‥‥‥‥‥‥‥‥‥‥54
第5章　検定法の選択と実際 ‥‥‥‥‥‥‥55
　　1．パラメトリックとノンパラメトリック ‥‥‥‥55
　　2．検定の実際の手続き ‥‥‥‥‥‥‥‥‥‥‥‥56
　　3．検定法の選択手順 ‥‥‥‥‥‥‥‥‥‥‥‥‥57
　　4．平均値と分散の差の検定 ‥‥‥‥‥‥‥‥‥‥59
　　5．ノンパラメトリック検定による
　　　　データの位置の差の検定 ‥‥‥‥‥‥‥‥‥‥62
　　6．名義尺度の検定（比率の差の検定） ‥‥‥‥‥65
　　7．統計的仮説検定の応用にあたって ‥‥‥‥‥‥68
第6章　測定尺度の信頼性と妥当性 ‥‥‥‥69
　　1．測定尺度について ‥‥‥‥‥‥‥‥‥‥‥‥‥69
　　2．「ものさし」作りの考えかた ‥‥‥‥‥‥‥‥70
　　3．妥当性の検討：DIBの妥当性検討を例として ‥‥‥72
　　4．信頼性の検討 ‥‥‥‥‥‥‥‥‥‥‥‥‥‥‥75
　　5．信頼性と妥当性の意味するところ ‥‥‥‥‥‥77
第7章　関連性の見かたと因果関係 ‥‥‥‥80
　　1．相関係数と関連係数 ‥‥‥‥‥‥‥‥‥‥‥‥81
　　2．一致率の問題 ‥‥‥‥‥‥‥‥‥‥‥‥‥‥‥88
　　3．回帰と最小二乗法という考えかた ‥‥‥‥‥‥89
　　4．疫学的因果関係の考えかた ‥‥‥‥‥‥‥‥‥90
　　5．関連性からの展開 ‥‥‥‥‥‥‥‥‥‥‥‥‥92

第8章 多変量解析という考えかた ········93
1．多変量解析を使う前に ····························94
2．多変量解析の種類 ·······························95
3．多変量解析の有用性と限界 ·······················103

第3部　データ扱いの実際とまとめかた

第9章 データの扱いかたの実際 ··········106
1．生データの収集と整理の方法 ·····················107
2．パーソナルコンピュータとセキュリティ ········108
3．データ管理 ·····································109
4．データの「掃除」 ·····························111
5．データを「可愛がる」 ···························113
6．計算結果の取捨選択 ·····························114
7．図にすること ···································115
8．「データに語らせる」ために ·····················116

第10章 調査の種類と調査表の作りかた ··117
1．全数調査と標本調査 ·····························117
2．横断調査と縦断調査 ·····························119
3．患者調査・患者―対照調査・追跡調査 ···········120
4．登録通報システムの利用 ·························122
5．病歴（既存資料）調査と面接調査 ···············123
6．聞き取り調査と自記式調査 ·······················124
7．その他の調査法 ·································125
8．調査法の選択 ···································126
9．調査票の作りかた ·······························127

第11章 臨床研究論文の書きかた ··········132
1．論文の構成 ·····································132
2．論文を書く手順 ·································139

むすびとして

第12章　臨床と疫学 ･････････････････144
　1．疫学の誕生と発達　････････････････････144
　2．疫学から臨床疫学へ　･･････････････････145
　3．疫学的方法の考えかた　････････････････146
　4．検査の感度と特異性　･･････････････････148
　5．リスクの評価　････････････････････････150

あとがき ･･････････････････････････153
参考書 ････････････････････････････････155
索引 ･･････････････････････････････････157

第1部

研究計画

第1章　研究計画

第1章 研究計画

　臨床研究の方法論を，まず研究計画（研究の概要の見通し）の立てかたから始めたいと思う．その理由は，無駄なく研究を進める上で，慎重に計画を吟味することがさまざまな意味で有用だからである．このような手続きを経ることは，一見面倒なように思われるかも知れないが，最終的に意味のある結果を得るためには，結局は効率的なのである．

1. 研究計画の必要性

　臨床の第一線にいなければ臨床研究のデータは集められないが，時間に追われ，診療の責任を負いながら，なお研究のために時間を割くのはなかなか困難な面もあるだろう．また逆に，臨床の場にいると未整理の情報はいつも目の前にある．それをなんとかまとめたい，単なる臨床的な印象以上の科学的なとらえかたをしてみたい，実態を数字として把握したい等のニーズや動機は，常に刺激されているともいえる．しかも実験的な方法に比べて，臨床的なデータはなかなか条件通りに集められるとは限らない．忙しさをおして集めたデータから，結局なにもいえなかった，というようなことが起こり得るのである．したがって臨床データを，さまざまな統計学的方法を用いることが可能なように，どのように収集するかは，慎重に考慮されるべきであろう．すなわち，統計的方法の適用にはさまざまな条件がある．厳密にはなかなか満たされない条件であるので，普通はその条件を満たしているものとみなして，統計的方法を適用するのだが，たとえ

ば統計的有意差検定だけが独り歩きすると，元々適用の条件が存在したことが忘れられがちである．しかしこの条件を全く無視すると統計の誤用が生じ，研究者にとっても，研究に協力してもらう対象（患者）にとっても，貴重な時間と資料が無駄になることがあり得る．そのような無駄をなくすためには，研究計画の段階で検証したいことと実際集めることのできるデータの間に食い違いがないかどうかを，かなり慎重に突き合わせておくことが有用である．その方法として，一定の道筋に沿った研究計画の言語化が意味をもつ．

さて実際に研究計画を立てる際に大事なのは，計画を頭の中で組み立てるだけでなく，とにかく言葉にして書いてみることである．頭の中で分かったつもりのことも，言葉にすると不適切なこともある．また言葉にしておくことによって，他の人に説明する場合にも便利である．臨床研究は自分一人ですべてがまかなえることはまずない．研究への協力者に理解を求めるためにも，まず自分がしっかりと何をどうしたいのかを把握しなければならない．またそれは結果をまとめて発表するときにも，非常に役立つ．そこで次に，そのために使える方法の一つを示そう．

2．研究計画の方法—概要

私が研究計画を立てるときの，基本的な方法を図1-1に示した．具体例があったほうが分かりやすいと思うので，私がかつて共同研究者とともに行なった糖尿病に関する研究を例としてとりあげた．この研究は，最終的にはイギリスの糖尿病学の専門誌に，原著論文として掲載された (Diabetologia, 26:44-49, 1984)．その内容を簡単に述べれば，糖負荷試験 (GTT) が境界領域の異常を持つ人の中から，どのような人が顕在発症するか，その危険因子を探ろうとしたものである．

もちろん研究計画の立てかたは一通りではない．この方法は，医学教育カリキュラムを作る際に用いられる方法を応用した，私の用いているやりかたである．要は，全体的な見通しを明確に簡潔に言語化し，一つの研究に必要なものについて，あらかじめ分かっている部分を検討しつくすこと

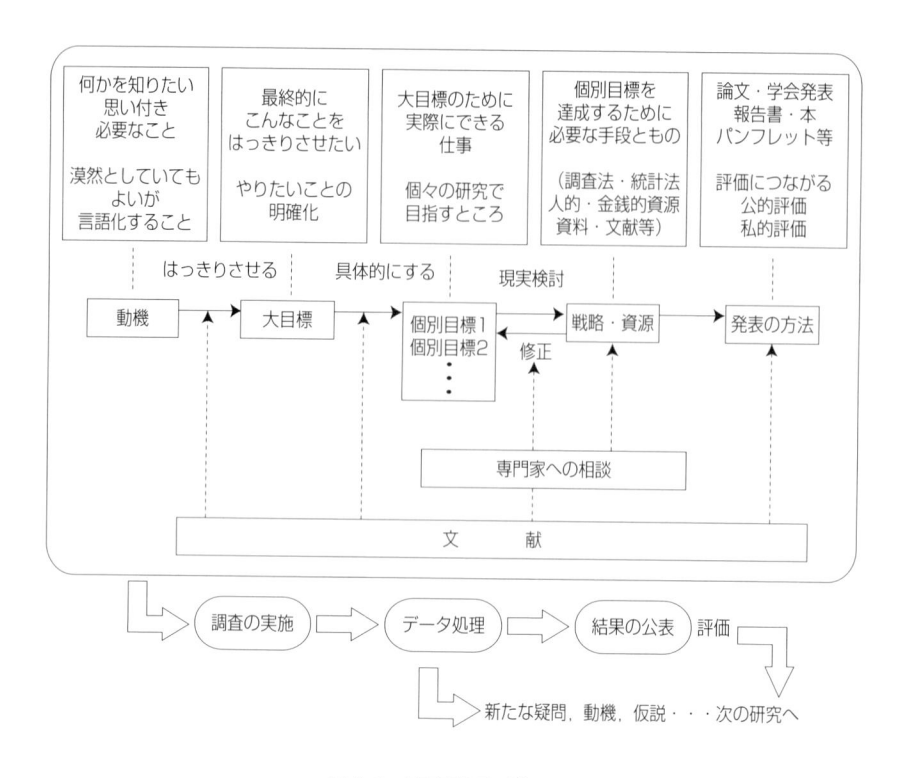

図1-1 研究計画の流れ

ができればよい．

　ここに示した方法は，動機を明確化し，目的を見定め，具体的な達成目標を設定して，それに対する戦略を立て，必要な資源を揃え，実際にデータの収集を行なってまとめ，その結果を発表する，という，調査研究の考えかたと実際の時間の流れに沿ったものである．

(1) 研究の動機・発端

　まず研究には研究の動機となるものがある．これはかなり漠然とした疑問や，文献を読みながら持った興味，他の研究者との話し合いの中から得たヒントなどのことである．もちろん，職務上調査を実施しなければならない，なんらかの業績を上げなくてはならない，学位論文を書くといった

動機もあるだろう．そのような場合には，テーマがある程度定まってしまっていることもあり得るし，逆にテーマそのものを探すところからスタートすることもあるだろう．いずれにせよ，この段階ではあまり明確に言語化できなくても差し支えはないが，計画書にまず書かれるのはこの動機であり，研究の出発点という意味で重要である．熱心で性急な研究者であるほど，この段階でいきなり調査に入りたくなるのではないだろうか．しかし計画を立てずに調査に入ってしまうのは，以下のような理由から得策ではない．

①自分の持った疑問に答える，何らかの成果がすでに得られているかも知れない．どこに焦点を当てれば新しい知識を蓄積することにつながるのか，また追試することに意味があるかどうか，検討すべきである．

②何をいいたいかが明確でないと，データに過不足がでる可能性が大きい．これは実際上最も大きな理由であろう．使用しない無駄なデータをとる手間や，調査終了後により多くデータが必要なことが分かったための追加の手間はあらかじめ避けられるはずである．

③実際に収集できるデータでは，自分のいいたいことを実証できない可能性がある（データと目的の不整合）．データがすべて無駄になるという危険と，それゆえに，実際にはデータから結論が導きだせないにもかかわらず，強引にデータと結論を結びつけて論じてしまいたくなる誘惑が存在する．このことは，もっとも重大な問題であるともいえる．

④調査をしている間に考えかたが変化して，始めたときと終わりのデータの質に違いができる恐れがある．データを実際にとりはじめると，さまざまな事実が研究の途中でも明らかに分かってくることが多い．仮説が明確になっていないと，途中から視点が変化して，統計的にデータを取り扱いたい時の最も重要なポイントである，個々のデータの測定の均質性が保証されなくなる可能性がある．

すなわち，全体的な見通しのないところで研究を始めてしまうと，道に迷う可能性が大きく，思いつきだけを頼りに研究を進めるのは危険すぎるということである．

例とする研究についていえば，その当時，私と共同研究者の医師は成人

病の専門病院に勤務していた．その病院の方針として，病歴記録は古いものもすべて保存され，1人の患者さんの記録はすべて一つにまとめられていた．したがって初診時から調査時点まで，検査値を追跡することが比較的容易であった．そのような記録を生かして，糖尿病に関して新しい知見を見いだし，論文を書くことができるのではないか，というのが最初の動機である．もちろんこれは，私の立場からの動機であり，医師の立場としてはもっと臨床的な興味があっただろう．たとえば境界領域の異常をもつ患者のうち顕在発症するのはどんな人なのかという疑問は，日常の診療から出てきたものである．この疑問に対して，今まで蓄積されてきたデータを分析することによって答えられるのではないかという考えがでてくるのは，自然な流れであっただろう．また専門的・学問的興味からみても，その当時GTT（糖負荷試験）の国際診断基準について論議がなされており，その境界領域についてどのように考えるか――軽い糖尿病とみるかみないかなど――は学会でも一つの話題になっていた．したがってGTTの境界領域の評価に関して実証的データを提出することは意義が大きいと考えられた．

(2) 目標設定の2段階

　多くの場合漠然としている研究の動機から，目標設定の段階でそれをより明確化し，研究の目標を見定めていく．この段階では，文献展望や専門家の意見を聞くこと，既存資料の検討などが大きな意味をもつ．目標設定には二つの段階がある．

　まずその第1段階では，目標はかなり大きなものでもよい．一つの調査研究で達成されなくても，いくつかの研究を積み重ねることによって，最終的に到達できるものならよい．いわば自分の研究しようとしていることに関する，大枠を把握することである．大枠を把握しておくことの意義は，後にも述べるが，具体的な調査の現実検討の段階に入ったとき，最終的なねらいがはっきりしていることが有用だからである．地図にたとえるならば，1週間の徒歩旅行を企てたとき，今日歩く道筋を細かく見るための地図は必要だが，最終目的地の位置を知るための大きな範囲が見通せる地図

もまた必要である．それがなければ，今日歩く範囲のどんなに詳しい地図があっても，どの道を選べばよいかは決められない．大枠としての目標は大きく，遠いものでもよいが，明確に言語化され，いつもはっきりと研究の意図が読みとれるものでなくてはならない．

　例についていえば，一番大きな目標は糖尿病の診断と治療に役立つ実証的データを得ることである．しかしこれでは大きすぎるので，もう少し絞り込むとすれば，長期にわたる病歴記録を生かして，糖尿病の予後予測に役立つ知見を得ることになるだろう．

　目標設定の第2段階は，個々の研究で達成しようとする，個別の目標を立てることである．第1段階で明確化した大枠の中での位置付けを考えながら，一つ一つの研究によって把握し得る研究の目標を設定する．ここでは，次の段階である実際のデータ収集の戦略や資源と関連して，現実検討という要素が入り込んでくる．この個々の研究の目指す目標と現実に集めることのできるデータの間に食い違いがないように，充分検討する必要がある．もちろん一つの調査で，いくつかの目標を達成できるように戦略を立てることも可能である．同じ戦略で複数の目標を達成することもできる．しかし目標は，それぞれ別個に立てておくほうが分かりやすく，混乱を招かない．

　目標設定の段階は，一言でいえば「何をいいたいために，この調査・研究を実施したいのか？」という問いに対する答えを，明確にかつ簡潔に言語化することである．

　例についていえば，長期間（たとえば5年以上）経過を追うことのできる境界領域の「患者」（化学的糖尿病といういいかたもある）において，糖尿病の顕在発症要因を見いだすことがあげられよう．この目標に到達するまでに，その時点におけるこの分野の研究論文を展望し，他の研究者や権威の意見を聞き，仲間の間で討論することが有用である．何人かで共同研究をする場合には，充分に討論した上で共通の目標に合意を得て進めることが必要である．また1人で研究する場合にも，信頼できる研究仲間の存在は貴重である．

(3) データ収集の戦略と目標との突き合わせ

　目標をきちんと立てるためには，まずとりあえずの目標を決めて，それに必要なデータの具体的な項目と必要な対象者の数，調査法と統計的方法の種類[戦略]，およびそれに必要なあらゆる人的資源，研究費，既存資料（病歴，文献，公的資料など），場所，時間など[資源]を書き上げてみることが役に立つ（戦略と資源に関しては次項参照）．いくら優れた目標であっても，実行不可能な目標には意味がないことはいうまでもないであろう．ここで目標を多少変更しなければならないことも起こり得る．その際に目安となるのが，大枠としての目標である．常に大枠との関係を考慮しておけば，現実検討の中で目標が不必要に矮小化したり，見当違いになるのを避けることができる．この段階で手間を惜しまずに，個々の目標とそのための戦略について具体的に突き合わせ，必要なら予備的に調査をしてみるなどして，充分検討をつくすことによって，実際の調査における無駄はかなりの部分避けることができるであろう．

　例についていえば，元々データの存在が研究の動機になっているので，まずどんなデータが，どのくらいの数あるかの概略を調べてみる．この病院では，病歴記録は初診年度ごとにまとめられているので，まず1年分だけ調べ，大体の見当をつけることができた．検査項目やその頻度には主治医による変動はあまりないこと，同種の検査は時系列にしたがって一覧できること，検査は一貫して病院内部の検査部門が担当していて質が一定していることなどが，目標を達成するために有利な条件としてあげられる．逆に長期間通院継続が可能であった患者のデータしか得られないのは，当然ではあるが，偏りであるともいえる．たとえば健康診断の繰り返しによって得られた同種の群とは異なる性質をもっている可能性もある．したがってこのデータは，病院に通院を継続するものという限定つきである．しかしこの研究を治療に役立てるという視点をもつなら，このデータで充分ともいえるであろう．

(4) データ収集の戦略と資源

　この段階で，調査に使用する概念の整理から，具体的に必要な測定の道

具，時間，人，場所など，すべての細目にわたって検討する．ここで視野に入ってくるべき項目は次のようなものである．
①**調査法の種類**．全数調査か標本調査か，横断的調査か縦断的調査か，後向きか前向きか，患者を対象とするか一般健康人を対象とするか，また，対象者に直接記入してもらうような自記式の調査をするか面接法をとるか，郵送法か電話法か面談法か等．これはもちろん研究の目的と密接な関連をもつ．
②**対象の選択**．①および③と関連して，対象とする集団の条件，標本の抽出法（対象をどう選び出すか），標本数の検討が必要である．場合によっては，対象者（患者）に研究の目的を説明した上で同意を求め，研究への協力同意書（インフォームド・コンセント，informed consent）をもらうことが必要である．同意書を含む研究倫理の問題については，別に述べる．

以上の二つについて例でいえば，某診療機関に5年以上通院する，病歴記録の整った，化学的糖尿病患者の全数調査である．しかしこれは化学的糖尿病患者全体からみれば，標本であるということになり，標本調査とみなすことになる．調査時点からは過去に逆上った時点から見た，追跡調査であるとみなす．対象は患者のみ．病歴調査なので，調査時点では直接患者に関与してもらうような検査などはしない．また個人のデータがその氏名と共に同定されるような使用や公表はしないので，患者に直接の協力同意書を求めることは必要ないであろう．しかし主治医や病歴管理責任者には病歴使用の了解を得ておくことが必要であろう．
③**データに適用するモデルの種類と統計的な手法の種類および適用の可否・ソフトウェアの入手可能性など**．高度な統計的手法を取り入れたい場合は特に，この辺には専門家のアドバイスを求めた方がよいであろう（その専門家ももちろん研究の資源である）．

例では初診時点でのいくつかのデータに，多変量解析のCoxモデルを適用して，発症危険因子を抽出することが可能であろう．群別の差の検定などについては，通常の一元配置分散分析，t検定などが使えるであろう．

いずれの方法も，統計ソフトウェアおよび必要なハードウェアは使用可能であった．

④**測定の方法と道具**．機械，器具，試薬などから，質問紙やその得点算出法，その信頼性・妥当性などについても，調べておく必要がある．得られたデータを整理するための道具（計算機，カード，ファイルボックスなど）も考えに入れておく．

⑤**かかる費用とその研究費を調達する方法**．研究には費用がかかる．それは日常の業務の範囲内で行なわれたとしても，変わりはない．研究費を，私費でまかなうことは，好ましいことではないと私は考えている．研究の名のもとにデータを集めることには，社会的責任が伴うことを銘記するためにも，研究費を獲得できるだけの説得力をもつ研究計画をたてることが要求されよう．

⑥**人的な資源**．データをとるために資格（医師，看護婦，検査技師など）が必要か，測定法や質問紙や面接法を用いるために調査員の訓練は必要か，時間的制限と関連して動員できる人数はどのくらいか，など．相談または共同研究のできる各関連分野の専門家（統計ばかりでなく，他科の医師，医学以外の分野の専門家，技術者など），データ整理のための人員，必要ならコンピュータのプログラマなども人的資源として考えに入れておく．

⑦**空間的資源**．調査のための場所（診察室，面接室，検査室，会議室など）は必要か，どのような条件の場所が必要か，使える場所はあるか，使用の許可がもらえるか，使用時間や期限などに制限があるかなど．

⑧**時間**．結果を出さねばならない期限はあるか，いつまでかかるか，どのくらいの時間を研究に使えるか，実際意味を持つ期限に収まるかなど．

⑨**既存資料**．病歴，参考文献，検査法や診断法のマニュアル，公表されている資料（国勢調査の資料，人口動態統計，病院調査，患者調査，その他の統計資料・文献）など．

以上の6項目について，例の研究では，まず過去の検査データを用いるので，新たな検査を考える必要はない．したがってそのための費用や資源は考えなくてよい．必要なのは病歴を調べるための時間と空間および人的

資源である．病歴は日常診療に使われているので，診療業務が終了してからしか使えないものもある．空間的にも診療終了後のほうが病歴室のスペースが使いやすい．使用可能な病歴が300例弱だったので，データを病歴から取り出すための人的資源は，研究者2人で充分であった．それをコンピュータが扱えるようインプットすることと，基礎統計・多変量解析の計算は外部の専門家に委託した．その費用は所属の研究所の研究費から支出可能であった．

⑩実際の調査の際の手順の流れ図（フローチャート）．手順を具体的に書いてみて，対象者をどのようにその流れに乗せ，研究データをどこでとるか，必要なデータがすべて集まるか，人員をどう配置するか，などを検討する．

(5) 発表の方法

　最後に，どのような形で結果を公表するかの方法をあらかじめ考えておく．普通は学術論文として専門誌に投稿できれば充分であろうが，研究費を出した機関への報告が優先されることもある．場合によっては協力者（対象）への直接の還元を考えてもよいし，専門書としての出版や講演会などを企画することもできる．公表の方法を考えることは，その研究を実施することへの社会的責任の確認でもある．研究の名のもとに集められたデータが，個人的な好奇心を満足させるだけに終わってはならない．これを考えておくことは研究の水準を一定以上に保つためにも有用である．またさまざまな専門誌の原著論文の水準を知っていれば，それも研究計画を立てる際に参考になるであろう．また研究計画は，結果を論文にするときには大変に役立つ．

　前述の研究では，かなり国際的にも話題になっている問題だったので，論文を英訳し，英国の専門誌に投稿した．小訂正は要求されたが，最終的には受理され，掲載された．

3. 研究倫理の問題

　臨床研究では，研究対象となるのは主に患者さんであり，分析されるのは患者さんのデータである．病歴に書かれたデータがだれのものであるのか，という点に議論はあるものの，臨床家が私物化してよいものではないことは明らかであろう．

　臨床医学の現場でも，インフォームド・コンセントということがいわれるようになった．価値観が多様化し，個人の自己決定権が尊重されるようになって，命にかかわるような場合ですら，自分が受ける治療について，自分でよく知り，考え，納得したいという考えをもつ人が増えてきている．「お医者様にお任せ」するという選択肢しかない，という時代ではないのである．まして研究ということになると，もちろん最終的には治療に役立つことにはなるはずだが，直接対象者が研究の恩恵を受けるとは限らないこともある．なんの説明もなしに，強制的にデータを集めることは許されない．治療に関するインフォームド・コンセントの場合には，医師はまず治療方針を説明し，予測される治療効果とともに，それに伴う危険や苦痛の程度を明らかにし，代替の方法があるならそれについても説明しなくてはならない．研究への協力を依頼する場合も，これに準じた配慮が必要となる．

　倫理上の問題が生じる可能性があるような研究をしようとする研究者がまずするべきことは，自分の所属する機関に研究倫理を審査する組織があるかどうかを確かめ，もしあるならそこに自分の研究計画を提出して，審査を受けることである．これまで研究倫理の問題は，研究者それぞれの良識に任されることになっていたが，これからはそれでは通らなくなる可能性が高い．各大学や主要な研究機関には，組織外の法律家などを加えた倫理委員会が設置されるようになってきている．自分のしようとしている研究を，公的に認めてもらうためには，このような手続きが必要になる．

　ではこのような手続きが必要となる研究はどのようなものだろうか．患者さんの協力を求めて，研究のためにデータを新しく得ようとする場合は，研究計画のいずれかの段階で，倫理についての手続きが必要かどうかを一

度は考慮したいものである．特に患者さんのそのときの治療にとって不可欠ではない検査やテストをする時には，必ず考えてみるべきである．病歴（カルテ）からデータを取り出す場合には，患者さんに直接の同意をとる必要は少ないが，個人の特定ができるようなデータの取り扱いには充分注意し，病院などの組織に対しては，データ利用の了解をもらう意味で計画を知らせることが必要になるだろう．一般に，治療のインフォームド・コンセントの場合にも，心身に対する侵襲が大きく危険が大きいほど，厳密な手続きが必要とされるが，研究についての同意を得るときも，同じように考えればよいだろう．

　次にすべきことは，対象者の同意を得る手続きである．まずその人に分かる言葉で，研究の目的と，対象者にしてもらうことは何か，それによる対象者の負担がどのくらいかを説明する．たとえば外来の待ち時間に簡単な質問紙に記入してもらうような場合には，そのような文書を待合室に貼り出しておいて，協力を求めることも可能である．一方，1時間以上かかるような特別の面接を受けて欲しいとか，かなりの苦痛を伴う検査を受けて欲しいような場合には，個別に面談して依頼することが必要であろう．説明に当たっては，研究協力をするかどうかは患者さんの自由であり，強制されるものではなく，協力しないからといって治療上不利な扱いをされることはない，ということをはっきりと伝えることである．そして，いったん協力を決めても，途中でやめることも可能であり，その場合にも不利になることはないことも保証しなくてはならない．併せて研究の責任者は誰なのか，疑問が生じた場合に誰に聞けばよいのか，その連絡先はどこかを明らかにしておく．対象者が求めるなら，これらのことを文書にして渡し，同意して研究に協力してくれる人からは，同意書にサインをもらう．説明が公正なものであることを保証するために，研究にかかわっていない第三者の同席を求め，説明が正しくされたことを証明してもらう，というのが最も慎重な方法である．日常の臨床ではそこまで慎重にならざるを得ない場合は少ないであろうが，始めてしまったら途中でやめることが難しい場合や，重大な決断を要する場合には，インフォームド・コンセントの手続きを，時間をおいて2回行なうという場合もあり得る．

インフォームド・コンセントをとる，といった場合，「口頭で：oral」というものと，「文書で：written」というものがある．論文を載せる雑誌にもよるが，文書でのインフォームド・コンセントを投稿の条件とするような雑誌も増えてきている．できれば同意書にサイン（捺印）をもらっておくべきであろう．同意書がないために，データが公表できないという事態は避けなくてはならない．

4. 研究計画立案の実際へ

　先にも述べたように，実際には研究計画は説明した通りの順序で立案されていくとは限らない．むしろ，この順ではないことも多いであろう．しかしこの研究計画の概要は，一つの流れの中に，自分の考えを位置付けることによって，研究によって明らかにしたいポイントを明確にしてくれるという利点がある．また実際に調査を始める前に，いわば机上で予行をすることにもなる．

　たとえば新しい測定法が開発されてその追試をしたいとか，外国で発表された研究や調査を日本でもできるかどうかの可能性をみたいという場合には，方法や戦略はほぼ決まっている．そこから逆に目的の検討という方向と，具体的な手順を考える方向の両方へ考えが発展し，計画が書かれるであろう．

　また，よくあることかも知れないが，データがすでに集まってしまっているという場合もあり得る．しかしそのような場合であっても，やはり計画は立ててみるほうがよいと，私は考えている．その理由は，目的の明確化と，それによるデータと結論の整合性の確認である．すでにデータを集めてしまってからの計画検討では，データに無駄がでることは避けられないが，どのような統計処理が可能であり，意味があるかを確認するためには，やはり目的の明確化が必要なのである．その結果，自分のいいたいことがそのデータからはいえないことが明らかになったとしても，データと仮説の不整合な組み合わせから，不適切な結論を導くよりはよいといわねばならない．データがすでに集まってしまっている場合には，逆にこのよ

うなデータだったらどういう目標なら達成できるかという発想になる．そこで立てることが可能な目標は，当初の動機を必ずしも満足させないであろうが，それはやむを得ないのである．

5. 研究計画の実例

　一つの例に沿って話してきたが，それだけではなかなか実感がわかないと思う．そこで実際に研究計画を立て，研究を進めている実例を二つ紹介をする．これらは二つとも精神科領域に属する研究であるが，それは現在までの筆者の所属と関連しているのであって，それ以外に理由はない．これらの例には他の医学領域にも応用可能なことがたくさん含まれていると思う．ここにあげた計画は，実際に計画され，実施されたものに多少手を加えたものである．

実例1：抑うつと境界パーソナリティに関する臨床研究
(1) 発端・動機

　ある臨床医がうつ状態の若い女性患者の主治医になった．患者は抑うつ症状を訴え，抗うつ剤を処方されたが，症状は多少の改善と悪化を繰り返し，難治性であることは明白であった．医師は，「これはてこずるかなぁ．しかし最近，こういうのが多いんじゃないかな」と思った．医師は医局でこれを他の医師との間で話題にした．そう思うという人も，さあどうかなという人もいた．さまざまな話がでた中に，境界パーソナリティにおける抑うつのことが出てきた．境界パーソナリティは，近年特にアメリカにおいて，衝動性が高く対人関係において問題を起こしやすい，治療の難しい病態として注目されるようになったものである．初期には精神分裂病と神経症の境界にある病理として取り上げられたが，最近では一つの臨床単位として認められつつあり，診断分類のマニュアル（DSM—Ⅲ）にも取り入れられた．特に抑うつとの関連が注目されるようになってきている人格障害である．また，抑うつ状態はさまざまな局面で現われるが，症状だけからは内因性のうつ病なのか，それ以外のものかを区別できないという研

究があることも，話題となった．またDSM—IIIの多軸診断，重複診断の問題から，大うつ病と境界パーソナリティ障害が，合併することもしないこともあるという話もでてきた．

(2) 疑問・動機の明確化

研究者がもつ疑問は，臨床研究の出発点である．まず，「最近，多いんじゃないか」という疑問を直接，実証しようとすれば，増加していることを確認するために，以前のデータと比較しなければならない．しかし，現在の見かたと同じ基準でとられたデータがあるとは限らないし，既存の資料から推測することもほとんど不可能と思ったほうがよいであろう．その上，どの水準での増加を見るか，すなわち1診療機関の患者で見るのか，もっと大きな規模，たとえば日本全体や世界的な傾向を見たいのかによっても，データの集めかたが異なり，その結果得られる成果も異なることは当然であろう．しかも，増加していることを確認したところで，あまり臨床上有用ではないであろう．

それより，「これはまた，てこずるかなぁ」という感じ，すなわち，このような患者に多く遭遇し，治療が必ずしもうまくいかないことがあるという実感は，抑うつ症状を訴える患者の中に，治療方針の立てかたや病気の経過が異なる，サブグループが存在することを示唆しているのかも知れないと考えれば，日常の疑問から研究テーマへの発展の糸口となるであろう．

(3) 大枠の設定へ

うつ病と境界パーソナリティの関連について興味をもった研究者は，まず最近数年間の文献を検索してみた．日本ではあまりそれに焦点を当てた研究はなく，主にアメリカの雑誌にいくつかの研究がのっていた．それを読んでみると，まず，抑うつに関しても境界パーソナリティに関しても，その定義や診断基準から正確に押さえていかなければならないことが分かった．診断の方法論に関しても，さまざまな報告があった．このことは実際の調査の戦略を考えるときに，役立つであろう．文献検索によって明確

になってきた課題は，うつ病および境界パーソナリティ障害の診断基準の標準化，抑うつを訴える患者の自然経過と予後，パーソナリティ障害という考えかたといわゆる臨床診断との関連性などである．境界パーソナリティの診断方法としては，アメリカで開発されたDIB（Diagnostic Interview for Borderlines）という標準化された面接質問紙があり，それを翻訳して日本版を作れば境界パーソナリティに関してはきちんと診断できるであろう．またうつ病の診断基準としてはDSM—Ⅲの大うつ病の基準が使えるであろう．

そこで，研究の大枠としての目標を，うつ病の予後予測と治療，特にうつ病と境界パーソナリティ障害の有無との関連性の解明を目指すところに置き，個々の研究目標を立てることにする．

(4) 大枠の目標から個別目標へ（戦略，資源を考慮しながら）

大枠としての目標の範囲の中で，現在の自分の置かれた状況や，協力してくれそうな人材，対象にできそうな患者集団等を考慮しながら，個別の目標を立てていく．個別目標の条件は，第一に達成が可能なこと，第二には大枠から外れないことである．もしここで，大枠の目標に違和感を感じるようであれば，もう一度，動機から考えなおしてみる必要がある．

この研究者の場合，研究仲間が数人いて，診断の標準化，合意診断，統計的方法などについて協力を期待できる．また，うつ病と境界パーソナリティに関する基礎的なデータを得るためには，1病院の外来患者という限定付であっても，ランダムサンプルをとったほうがよい．自分の所属する病院の外来のシステムの中で，ランダムとみなせるサンプルを対象群として設定することが可能な方法もある．DIBの標準化も同時にやらなくてはならないので，そのための戦略も考慮する．DIBの使用許可とマニュアルを入手しなくてはならないが，それは可能である．

このような条件を考慮すると，まずDIB日本語版を作って信頼性と妥当性を確認し，それを用いて外来患者の中にどのくらいそのような病態を示すものがいるのかを調べ，うつ病をもつ患者の中で境界パーソナリティのあるものとないものを追跡調査して，予後に影響する因子を抽出する，と

いう手順が見えてくる．その際対象とする患者を，ひとまず若年の女性に限ることにする．これはとりあげた問題に関してハイリスク群とみなせるので，効率よくデータの収集ができるであろうと予測されるからである．

以上から，次のような研究計画を書くことができる．

(5) 研究計画
①動機：
難治性うつ病の治療という臨床上の問題．うつ病と境界パーソナリティ障害の関連性への興味．
②目標（大枠）：
うつ病と総称される病態の治療に役立つ臨床的データを集約し，境界パーソナリティとの関連に注目しながら，初診時の予後予測の可否およびそれに伴う予測因子を同定する．
③目標（個別）：
①境界パーソナリティの診断法として，DIB日本語版を作成し，その妥当性と信頼性を確認し，評価者間信頼性が達成され得ることを示す．

②うつ病と呼ばれる病態をとる患者の中に，境界パーソナリティ障害を持つ患者がある割合で存在することを確認する．

③境界パーソナリティ障害をもつうつ病患者と，持たない患者の予後を比較し，初診時の予後予測因子を同定する．
④戦略：
①1病院の外来患者からのランダムサンプルを対象とする．

②若年（18〜30歳）女性を対象とする．（ハイリスク群）

③診断にはDSM—ⅢとDIBを用いる．

④初診時調査とともに，予後を知るための追跡調査を行なう．
そのために文書によるインフォームド・コンセントを取っておく．
⑤資源：
①K病院精神神経科外来の利用が可能である．そこを受診する若年女性をサンプリングする方法が，実行可能な方法として存在する．

そこでとられたサンプルは追跡調査も可能である．
②研究に参加可能な医師3名，コントローラ（計画の制御役）1名．データを取り，結果を得るための処理を行なうのに足る人的資源である．
③境界パーソナリティ診断の道具としてDIBを用いるため，DIBの原著者から翻訳と使用の許可を得，マニュアルも入手した．
④研究費は，参加研究者の研究費の中から支出できる（研究課題として登録）．研究者の労働力以外の経費には充分である．
⑤研究の制御とデータ処理のために必要なパーソナルコンピュータとそのソフトウェアが使用可能である．
⑥**発表方法：**
個別の目標を達成する間に，段階的にまとめられるものは，そのたびに，学会口演あるいは資料，展望，原著などとして発表する．

実例2：慢性分裂病患者の「回復」評価
(1) 動機とニーズ
主に慢性分裂病者を対象に保健所で行なわれている週1回のデイケアに参加しているソーシャルワーカーが，デイケアの治療的な意義について考察し，それを発表しようとした．その際に，それまでに発表されているデイケアの評価に関して文献考察してみたところ，評価のための物差しが非常に限定されており，しかもデイケアにおける治療効果を判定するために，必ずしも適切とはいえないとの結論に達した．つまり，物差しとして就労や再入院を用いると，その「物差しの目盛り」が荒すぎて，デイケアの効果を効果として測定できないことに気付いた．デイケアを含め，慢性分裂病者への治療における「回復」を評価する，適切な手段が必要と考えた．

(2) 動機から目標の大枠へ
慢性分裂病者の治療には，さまざまな側面があり，多様な対応が必要とされる．急性期や再発期をやり過ごす際には，入院や薬物治療をはじめとするいわゆる医学的な視点からの治療が主となるであろう．しかし寛解期

に入り，社会適応が問題となる患者の治療として，デイケアや作業所，外来通院などでの治療効果をみるためには，異なる視点が必要なのではないか．また就労や自活，再発や再入院といった観点からでは評価できない，もっとミクロな変化に，慢性分裂病者の回復の重要な一側面が，顔を覗かせているのではないか．分裂病を疾患として治療する医者の視点では，測りきれない側面での評価が，重要な意味を持つことがあるのではないか．分裂病者を生活者と見て，分裂病者の病気を日常生活の中の一つの困難と見る視点を持ち込み，そこから回復の評価をすることが必要なのではないか．その際に，全般改善度といったマクロな見かたが，どのような視点からの観察結果に基づくものかということを，もう少し具体的な，実際に観察される事柄に還元してみることが，逆にそのような視点の共有化を図る際に有用なのではないか．そこから，慢性分裂病者の回復に，新たな視点を付け加えたい．

(3) 大枠から個別目標へ

まず，信頼性（再現性や一貫性）および妥当性のある，「回復」を測る尺度を作成することが必要である．次いで，それを用いた評価を行なうことになるが，戦略としてはまず現在協力の得られる保健所デイケアという場で，同時並行的に両方に使えるデータを集めることができるよう，計画することになる．その際に，デイケアに特有の評価項目があまり含まれないよう，すなわち慢性分裂病者がかかわりを持つであろうさまざまな場，たとえば外来診療所，作業所，長期入院病棟などで，共通に使用可能な尺度として作成することを目指す．そしてそれを用いて，慢性分裂病者の保健所デイケアにおける回復評価を行なう．

(4) 個別の目標に対応する戦略と資源
①回復スケールの作成

実際にどんな項目を評価するかは，自由に連想のおもむくまま，経験から出せる限りのものを出してみる．また文献や他の調査票，専門家の意見なども参考にする．その上で，それを複数の評価者が評価基準を共有でき

るような形に仕上げていく．スタッフによる観察評価を原則とする．妥当性は，新しい尺度の測定と同時に評価される，全般改善度，入院，就労，家族との関係，治療者との関係など，その他の情報からも判断できる．尺度を構成する個々の項目の得点相互の関係から，検討することもできる．信頼性に関しては，1人の対象について2人ずつのスタッフが評価することにより，評価者間信頼性を，またスタッフのひとりが一定期間後にもういちど同じ対象について評価することにより再現性を，それぞれ確認できるであろう．また，評価基準のマニュアルの作成により，評価者間信頼性を高めることができる．これはこのような新しい視点を呈示する場合には，特に必要なことである．

②慢性分裂病者の回復評価

対象としては，自分が参加しているデイケアに来ている慢性分裂病者を想定することができる．その際にスタッフの協力も期待できる．動機やニーズはスタッフの間で共有されているといってよい．そのため，評価基準を統一することは，比較的容易であろうと考えられる．とりあえず，各対象のデイケア参加時点を思い出して評価したものと，現時点の評価を比較することができるであろう．

(5) 発表の方法

専門誌への投稿により，多くの保健所を始めとするデイケアにかかわる専門家の目に触れ，評価，批判を求めたい．もちろん，協力を求めた保健婦等のデイケアスタッフにも結果を報告する必要がある．また途中経過は，関連学会に順次報告する．

以上のような経過で，次のような研究計画を書くことができる．

(6) 研究計画

①動機およびニーズ：

デイケアにおける慢性分裂病者の「回復」を測る尺度が限られていて，しかもいつも使えるとは限らない．治療手段に対応して治療効果を測定する尺度が欲しい．

②目標（大枠）：
　医学的な視点から外れがちな，日常生活における慢性分裂病者の回復をとらえ得る新たな視点を，追試可能な形で呈示する．
③目標（個別）：
　①保健所デイケアを始めとする，慢性分裂病者のかかわる治療の場における回復評価スケールを作り，その信頼性と妥当性を確認する．②作られたスケールを用いて，保健所デイケアの治療的意義を把握する．
④戦略：
　①経験上，知識として，文献上，等で思い浮かぶさまざまな分裂病者の回復側面をあげ，重複や不足を検討して，スケールを構成する．
　②複数の観察者がほぼ同一の基準で判定できるよう，表現を工夫し，マニュアルを作成する．
　③スケールの構成に当たっては，さまざまな専門家（医師，保健婦，ケースワーカー，統計の専門家）などの意見を聞き，必要なら共同研究を行なう．
　④採点は，対象となる患者をある程度専門的に把握できるスタッフによる観察評価とする．スケールは全くないからかなりあるまでの4段階評価とし，0～3点を与えて総合得点を算出する．
　⑤対象は，某保健所デイケアの参加者の中の慢性分裂病者とする．
　⑥評価は担当保健婦とデイケアスタッフが各々独立に行なう．
　⑦デイケア参加直後と一定期間後の2時点で評価する．
　⑧信頼性については，内部一貫性，評価者間信頼性，再テスト法による信頼性（再現性）を検討する．それを検討できるよう，データを収集する．
　⑨妥当性は，内容妥当性，構成概念妥当性，内部関連妥当性について検討する．統計的方法としては，主成分分析および因子分析を用いる．基準関連妥当性や併存的妥当性は，この尺度自体が新しい概念を提唱するものであるため，充分な検討はできにくい．従来用いられていた全般改善度等と比較する．

⑤資源：
　①デイケアメンバー（参加者），デイケアスタッフ（デイケア担当保健婦，グループワーカー，その他），地区担当保健婦およびそれらの人的資源の協力体制が期待できる．
　②調査票，マニュアル等を作成するための印刷費，コピーの費用，交通費等は，研究者の所属する研究機関の研究費から支出可能である．
　③集計は研究機関のパーソナルコンピュータとそのソフトウェアが利用可能（ハードウェアおよびソフトウェアの性能も処理すべき仕事量に適合している）．

⑥発表方法：
　専門誌への投稿，原著として少なくとも2編（作成および保健所デイケアにおける評価）．学会での口演発表．

6. 研究計画と統計的方法

　具体的な計画を立てるにあたって考慮すべきポイントは，二つある．一つは大枠の目標から外れない範囲で，実行可能な個別の目標を立てることであり，このためには自分の考えを整理し，充分に現実検討することが重要である．これについての具体的な方法は，この章で充分述べたつもりである．

　もう一つは，結果に影響を与える可能性のある要因が，自分の注目する要因以外にも考えられる場合，その因子が結果に影響を与えないように工夫することである．たとえば，喫煙と肺がんの関係を見ようとして，喫煙者と非喫煙者の追跡調査をするとき，喫煙者が東京に住む人であり，非喫煙者が富士山麓に住む人であったとしたら，得られた結果は，肺がんのもう一つの危険因子である大気汚染の影響も含んだものになってしまう．これではもし喫煙者に肺がんが多発したとしても，それを喫煙の影響だということはできない．これを避けるためには，大気汚染の要因が等しく作用する状況，たとえば居住地を限定して喫煙者と非喫煙者を追跡比較すれば

よい．

　計画を立てるということは，自分のやりたいことについて作業仮説をもつことでもある．仮説をもつことによって結果を歪めることにならないか，と心配されるかもしれないが，それは逆である．仮説を立てることによって，その仮説をちゃんと証明するために避けなければならないことがらも見えてくる．要するに，結果を解釈したとき，それが自分の注目している要因以外の，他の要因によるものである可能性を，でき得る限り排除することが必要である．そのためには自分がなにに着目して，どんなことを主張しようとしているのかを，はっきりさせておかなくてはならない．どんな場合も，未知の要因は存在するであろうが，すでに分かっている要因は，制御しておくことができる．

　すなわち目標を達成するためのデータの集めかたが，自分のいいたいことをいえるように，しかもそれが故意にそのような結果がでるよう仕組まれたものであるという指摘を受けないように，計画を立てることである．このためにも，文献考察は大きな役割を果たすであろう．

第2部

統計学の考えかた

第2章　統計的方法の基本的考えかた
第3章　記述統計的視点
第4章　統計的仮説検定の考えかた
第5章　検定法の選択と実際
第6章　測定尺度の信頼性と妥当性
第7章　関連性の見かたと因果関係
第8章　多変量解析という考えかた

第2章
統計的方法の基本的考えかた

　第1章で研究計画の立てかたを説明してきたが，さてその通りにやってみようとしたとき，統計的方法になじみがないと，どうしたらいいのか分からないところがでてきたことと思う．それは多分，自分が興味をもったところが，どのような統計的方法を用いれば検証が可能になるのかということであろう．それこそ，この本のねらうところでもあり，最終的には全体を通じて理解していただくべきことである．その際にまず説明しなければならないのは，統計的方法を用いる際の，基本的な考えかたである．それは，臨床家には違和感をもたせる考えかたかも知れないが，そこを理解せずに統計的方法を用いることは，効き目や副作用を知らずに薬を用いるようなものである．すなわち，当たればよいが，間違うと結果は大変なことになる．そこで本章ではその基本について説明してみたい．

1. 測るということ

　統計学のもっとも基本的な用いかたは，「数字で語る」ことである．それが基本的に妥当であるかどうかは，実は統計学の応用以前に決まっている．すなわち何に注目して，どのようにそれを数値と対応させる（データ化する）かは，それぞれの専門性が発揮されるところである．そこが妥当でさえあれば，統計的方法の有用性を生かすことができる．逆にそこの妥当性が怪しければ，どのような立派な方法論を応用したとしても，砂上の楼閣なのである．

観察される事象を統計的に扱うには，何らかの形で「測る」ことが必要である．つまり観察されるものごとに数字なり記号なりを対応させることである．今まで，特に定義なしでデータという言葉を用いてきたが，これがデータを取るということなのである．測るというと，身長や体重，血圧や脈拍数などの，量的なものを測るというイメージが強いであろうが，測ることはもっと広い範囲を含んでいる．量的なデータはもちろん，質的な判定をすること，たとえば診断して病名をつけることなども，測ることである．広い意味では観察された事象そのものの記録，たとえば面接の記録を書き込んだカルテや面接場面の録音テープ，ビデオテープなどをデータと呼んでもいいが，狭い意味では事象に対して標識として対応させられた数字のことを**データ**（data）という．たとえば，対象となる患者の年齢が満で23歳あるいは45歳であるとき，その23や45という数字はデータである．このとき23というデータは，その患者が生後現在までに23年以上24年未満の生存年数を持つことを意味する．また，ある患者はうつ病であり，もう1人は分裂病であるという診断名を与えて，うつ病には1，分裂病には2という数字を対応させることにしたとき，その数字がデータである．統計学はこのデータを扱うための技法である．したがって，データの扱いかたは教えてくれるが，観察される事象をどのようにデータ化するかということに関しては，必ずしも統計学の守備範囲ではないこともある．

たとえば，「抑うつ状態」に注目するとして，それをどのように評価するかには，さまざまな方法がある．すでに開発され用いられている，たとえばハミルトンスケール（観察者による抑うつ度の測定法）や SDS（自記式の抑うつ尺度）などで測るとすれば，それぞれ，実際の現象と数字の対応のさせかたが決められている．また，新しい視点から抑うつ状態を測るためのものさしを呈示するか，その際に抑うつ状態のどのような面に注目するのか，また抑うつを量的に測りたいのか，類型化して分類をしたいのか，それによって，データ化の方法は異なる．それこそは研究者が自分の専門性を生かして決定することである．統計的方法はその後で，決められた方法が測りたい現象を妥当に測っているか，再現性はあるかという確認や，それによって得られたデータをどのようにまとめるか，どのように

結論を得るための表現をするかというところで，生きてくるのである．

ただし，研究の目的を達成するために，ある測定法を用いてデータ化したとき，そのデータに既存の統計的方法が使用できるかどうかは，検討しておく必要がある．そもそも現在ある統計的方法は，理論的に作り上げられたというよりは，データ解析の必要性と，コンピュータの普及に応じて展開されてきたといえる側面を持っている．つまり，データの種類や集めかたによっては，必ずしも適切な方法がすでに用意されているとは限らない．したがって，逆に既存の統計的方法が適用できるように，データをとる方法を考えることが必要なこともある．これに関しては尺度の信頼性・妥当性の問題，調査対象の選びかた（標本抽出法），調査方法の種類等も関連する．それらについては，また後の章で詳しく説明することになるであろう．

繰り返しになるが，観察される事象をどのように「測る」か，いい換えれば，どのような事象にどのような数値を対応させるか，またどのような視点から事象をデータ化するかは，統計学の問題であるというよりも，研究者のセンスの問題であるともいえよう．最初にも述べたように，データ化することは，複雑な事象の一部を取り上げて数値化することになり，いわば切り口を決めるということになる．そこでどのような切り口から見れば，もっともよく「見える」のかは，研究者が決めることであり，それこそが研究のオリジナリティでもある．研究計画を考える中で，研究目標を立てる際に，このようなことが検討されるべきであろう．いい換えれば，観察される事象そのものからどのような面をデータ化するかによって，多かれ少なかれ情報は切り捨てられる．複雑な事象をそのまま扱おうとすれば，ケーススタディで1例1例検討するしかない．どこを切り捨て，どこを取り上げて，観察される生の現象から数字として取り出して意味のある情報を引き出すかは，統計学を適用する以前の問題も重要なのである．

2. 尺度の種類

現象をデータ化するときに，データにはその扱いかたの異なる4種類の

測りかた，すなわち事象に対する数値の対応のさせかたがあることは，知っておいてよい．測りかたの基準を**尺度（scale）**という．

最も数学的に扱いやすいのは，**比尺度**あるいは**比例尺度**と呼ばれる．これは，長さ，重さのように，0が0としての意味を持っている測りかたである．この種類の尺度は，数字の比まで意味をもつので，比尺度という．つまり10cmは20cmの半分であり，2kgは1kgの倍である．これに次いで数量的に扱いやすいのは，**間隔尺度**と呼ばれる．これは，摂氏の温度のように，0は0としての意味を持たないが，その差の等しさは保証されているような測りかたである．つまり摂氏0度というのは，温度がないことを意味するわけではないが，0度から10度の温度差と20度から30度の温度差は同じ10度であり，その等しさは物理的に保証されている．しかしもちろん20度は10度の倍の温度ではないのである．すなわち比には意味がないが，間隔（差）の等しさは保証されているので，間隔尺度いう．もちろん比尺度は間隔尺度として扱っても不都合はない．この二つが，普通統計学的に扱いやすい測りかたである．医学の分野では，身長体重などの身体測定値，血液などの生化学的検査値，体温，などがこれに当たる測定値であろう．また，精神医学分野で使われる，心理テストの得点などは，間隔尺度として取り扱われることが多いが，それには多少の仮定を必要とする，―すなわち間隔尺度であると「みなし」ているということになる．これについては，ものさしの信頼性と妥当性について述べるとき，詳しく説明するつもりである（第6章）．

これに対して残りの二つの方法は，必ずしも数量的に取り扱いやすいとはいえない測りかたである．数値が量的な意味よりも質的な意味をもつからである．まず**順序尺度**という測りかたがある．これは大小関係だけに意味があり，その間隔については，必ずしも等しいことが保証されないような測りかたである．たとえば，ある症状について，確実にあり・可能性あり・ほとんどなしに対して2・1・0という数字を対応させたならば，これは順序尺度として扱える．すなわち0と1の差は，1と2の差に等しいとは限らないし，もちろん0と2の差の半分ではない．しかし，問題にしている症状の有無を測ることを考えるなら，2で表されるデータが1や0より

症状の存在を強く示唆していることだけは確かである．また学力テストの点数ではなく，テストを受けたものの中での順位をつけたとすれば，これも順序尺度になる．順序尺度は最後の分類である名義尺度と比較してみると，その意味付けが一層はっきりするであろう．すなわち**名義尺度**とは，その分類だけに意味のある測りかたである．病名，職業分類，家族形態のような特性は，便宜上数値を対応させても，その数値の差にも順序にも意味を持たせえない．つまり，一つの特性に決まった数値を対応させさえすれば，どの特性にどの数値を対応させてもよい．これに対して順序尺度は，対応させた数値の大小関係の順序には意味があるということになる．

　データの測りかたの種類を説明したのは，この測りかたの種類によって，使える統計的方法が異なるからである．ここでもう一つのデータの分類法を示しておく必要がある，それは**連続量**と**離散量**という分類である．簡単にいってしまえば，連続量とは測定値の背後に実数値としての真の値が想定できるデータであり，たとえば，身長体重，体温などがこれにあたる．これに対して離散量は整数値以外は意味のない量，たとえば子どもの人数，入院回数などである．また，たとえば改善度を，悪化，軽度悪化，不変，軽度改善，改善のように測って，1から5の数字を対応させたとすれば，これは順序尺度として離散的に測ったことになるが，この1から5までの数字の背後に，連続的な量としての改善度が存在することを想定し，その測定値として1から5までの数値になると仮定するなら，連続量として扱うことも考えられる．また，離散量であっても，平均値をとったときには小数点以下に意味をもたせることもできる．たとえば子どもの人数が2.8人というのは，個々のデータとしてはありえないが，集団の平均値としては，平均2.1人の集団より2.8人の集団の方が子どもの人数が多いという比較は可能だからである．つまり，対象とした群全体の代表値を検討する際には，個々の対象における測定値とは，値の意味が異なるのである．

3. データ化の作法

(1)「同じ」であること

　データ化の作法について，まず当然のことから始めよう．データ化，すなわち事象と数値の対応のさせかたにおいて，同じ数値で表現された現象は，同じであるという根拠をもたねばならない．これは客観的なものさしがすでに存在する場合には，問題にならない．長さであれ，重さであれ，ものさしやはかりはその背後に物理的な裏付けをもつ．同じ測定器を使って測定された値でなくとも，地球の上で測られたものなら，測定値が同じ，たとえば10cmであれば一定の測定誤差範囲の中でいつも10cmといえる．しかし，たとえば精神科の診断名のように，既存のものさしがなく，観察者の主観が入り込む余地の大きい測定においては，観察される現象は雑多でありながら，データとしては同じ値になることもある．そこには，測定者の考えかたが反映する．すなわち逆に，同じ現象を観察しても，測定者が異なれば測定値が異なることもあり得る．そのような方法でデータ化を行なう際には，同じ値によって表現されるものが，同じであるという根拠がどこにあるのかを，明確にしておく必要がある．測定者が1人である場合は問題は少ないが，それでも多くの症例について判断する場合は，最初と最後の判断が異ならないような手段（たとえば判断基準の明文化，マニュアル化など）を必要とする．多くの測定者が関与する場合には，どの測定者が測定しても，同じ対象は同じ値と対応するように，調整を図っておくことが必要となる（評価者間信頼性・第6章）．また，自記式の質問紙調査のように，対象者の自己判断をデータとする場合には，等しいデータ値が，どのような意味で等しく，どのように異なる可能性があるかは，はっきりさせておくべきである．もちろんなるべく質問者の意図に沿って，等しく理解されるように，質問の表現は工夫されることが必要である（第10章）．ここに述べたことは逆にいえば，データの限界を見極めることでもある．

(2) データの精度と合目的性

　データ化に際して，次に検討すべきことは，どのようにしたら自分がいいたいこと，明らかにしたいことを，最も明確に表現する資料が集められるか，ということである．そのためには，研究計画のところで説明した，研究の目標が明確になっていることが必要である．臨床的に手に入る，データのもとになる資料，たとえば病歴記録などは，種々の事柄に関する記述が，多くの場合未整理のまま，雑多な情報として不揃いに並んでいる．そこから，自分の研究目的に合ったデータを，どのように取り出すかによって，結論の切れ味は異なったものになる．

　たとえば，初診時の家族状況を病歴記録からデータ化しようとしたとき，実際にどのような手順でデータをとりだすことができるであろうか．多くの場合カルテには，家族構成が記されているであろうが，それにはさまざまな情報が含まれている．同居家族の人数，婚姻状況（既婚か未婚かまた別居，死別，離別があったかなど），家族の世代構成（親との同居か，子どもがいるか，同居者との続き柄など）とその年齢，いつからそのような家族状況になったか（結婚はいつか，子どもの出生，家族の死亡があったかなど）．そこで決めなくてはならないのは，**何をどのようにデータ化する**かである．「何を」ということは，研究の目的によってほぼ決まっているであろう．たとえば単身者でないほうが予後がよいという仮説にしたがってデータを集めるなら，同居家族の人数をデータとすればよい．初診前に家族内のなんらかの変動があるかないかが，病気の種類によって違うのではないかということを確認したいなら，婚姻状況や子どもの出生，家族の死亡などについてデータ化する必要がある．それをどのような分類でデータ化するかを決めればよい．

　しかし，「どのように」という点については，もう少し複雑な問題がある．まず資料が病歴の記録だけに限られるときには，いくら欲しい情報であっても入手不可能なこともあるし，記録が不揃いで，ある症例については詳しく書かれているが，他の症例については全く記されていないということも多々ある．たとえば，別居や離婚がある，またはあったことが，記載されているときにはよいが，既婚者の場合，それが記載されていないからと

いって必ずしもそれがないことにはならない．不明というデータがあまり多いと，その情報をデータ化することの意味が希薄になる．そのような場合には，対象となる病歴の婚姻状況の記載を全体的に眺めてみて，どの程度の精度のデータが得られるかについて，感触を得てからデータの取りかたを決めることも必要になる．場合によっては，研究の個別の目標を考え直さなければならないこともあり得る．病歴からとれないデータを他から補うことを考えたい場合には，病歴から得られたデータと，新たに補ったデータが，同じ水準でとられた同質のデータとみなせるか否かを検討する必要がある．

　まして，患者の協力を得て，新たにデータを取ろうとする場合には，どのような患者をどのような視点から見るかは，慎重に考慮する価値がある．それは目的が明確であればあるほど，決定しやすいであろう．計画の実例のところで説明したＤＩＢのように，まずその測りかた（ものさし）が研究目的に適合するものであるか否かを確認してから，次の目標へ進むことが必要な場合もある．また，抑うつについて測るという場合，現在の抑うつの程度を測ったほうがいいのか，過去から現在に至るすべての期間の中で抑うつ状態がどの程度まで進んだことがあるのかを測ったほうがいいのか，抑うつに陥りやすい性格傾向を測ったほうがいいのかは，その測定の結果，検証したいことの性質によって決まることである．これは，データと研究目標の整合性ということになる．

　場合によっては，既存の測定方法では自分の得たいと思う結果が得られず，新たな視点を呈示してデータ化をすることが必要なこともある．そのような場合には，その視点が自分以外の研究者にも共有され得ることが条件であろう．研究計画の実例で示した慢性分裂病者の回復スケールのように，今までにそのような視点で測定されたデータがない場合，逆に測定されたデータが，何を表現するかを，他の研究者や臨床家と共有できることが，まず必要な条件となる．これも，妥当性について述べるときに，改めて詳しく説明しよう．

(3) データ化のノウハウ

最後に，実際にデータを取る際に留意しておいたほうがよい，いくつかのノウハウを示してみよう．記述的に書かれた資料をデータ化するとき，たとえば，職業を分類することを考えてみよう．まず，なんらかの既存の分類法が使えるかどうかは検討に値する．官庁統計で使われている分類が適用できるなら，場合によっては背景データとして一般人口における分布を参考にすることができる．しかし，大規模な調査に用いられる分類は，細かすぎて臨床データのような少数の集団には不適切なことが多い．また既存の分類は，その分類の目的が臨床研究で興味を持たれる側面とは異なる切り口であることもある．既存のものではない分類を用いるときには，その分類の根拠と具体的になにをどの分類に含めたかを表にしておくとよい．研究の目的によっては，学生を大学生だけに限ることが必要な場合もあるし，専門学校生や浪人中も同一の分類に入れてよいこともある．データ化され，結果がでた後で，それについて考察しようとしたとき，元々の具体的な内容がなんであったかは，大事な意味を持つ．どんな分類であれ，官庁統計や公表されている資料が参考になることは確かである．

またある項目の分類に重複該当が予測される場合には，たとえば主婦であってパート勤務をしているというのを，両方ともデータ化したいときには，職業という項目の下位分類それぞれについて，該当か非該当かをデータ化する必要がある．特にコンピュータにデータを入力して計算させたいときには，1例分のデータについては1項目に一つの数字しか入力できないことが多い．1項目に一つの数字を対応させたいなら，重複がないように（分類項目の排反性），たとえば一番主要なものをデータとするなどの工夫が必要となる．これは先に説明した「同じ」であることとも通じる問題である．

4. 数字で語ること

統計的方法は臨床研究の一つの方法論であり，決してこれですべてがいい尽くされるわけではない．しかし数字にすると，なにか客観的に「研究

らしく」見えてしまうという側面があるように思う．私の経験では，そこでの臨床家の反応は，人によって正反対の二通りがある．一つは数さえ集めれば立派な研究ができたと思い込むというタイプであり，もう一つは，なにか違和感があるために，数字なんぞ信用できない，なにもいったことにならないという結論を下しやすいタイプである．ここまでこの本を読んで下さった読者なら，この考えかたが両方とも当たっていないということを理解されるであろう．

　どのような研究をするにせよ，基本は論理の整合性である．それが1症例についての記述的な症例報告であれ，多数例に関する数字を使った統計的な研究であれ，研究の内容がその研究を行なった研究者以外の人に，なるほど合理的なものであると納得されればよいことは，いうまでもない．統計的方法は，臨床家にとってなじみの薄いものであるゆえに，上に述べたような両極端の評価がされやすいのであろう．しかし基本は同じなのである．現象に数字を対応させることの意味を十分吟味し，把握すれば，いままでこのような考えかたをしたことがないという人にも，分かってもらえると思う．大切なのは統計的方法論そのものではない．要はその使いかたなのである．逆にいえば，使いかたの誤りのために，統計的方法論そのものまで否定することはないのである．

第3章 記述統計的視点

　この章では，実際にデータから統計量を求める方法に話を進めよう．データとそれを分析する研究者の関係は，まず患者から出発し，最後にはまたそこに戻る，臨床における患者と医者との関係に似たところがあるように思える．その出発点はそこにある生のデータを素直に，しかし専門家の目をもって見ることであろう．統計的方法の出発点は，**記述統計**（discriptive statistics）と呼ばれる．数字として表現された現象の一断面を，その数字によって語る，すなわち記述するための方法である．ここでのやりかたは決して複雑な理論を必要としない．中学レベルの数学の知識すら，多くを必要とはしない．しかしだからといって重要性がないかといえば，全く逆である．診察室に入ってくる患者の第一印象や，症状をみたときの直感が臨床において大きな意味を持つように，まずその姿形の印象を把握することは大切な手続きである．データの姿形をとらえるためには，視覚的にとらえられるように，一覧表にしたり図示することが大変に役立つ．

1. 度数分布

　100人の患者の血糖値のデータが，取った順に書き込まれている一覧表を想像してみよう．あるいは，同じ患者の血液型が，同じく取った順に並べられているところを思い浮かべてほしい．それらはデータではあるが，全くの数字や記号の羅列でしかない．羅列されたデータに，その意味する

ところを語らせる第一歩は，分布を見ることから始まる．

(1) 度数分布

　血糖値や知能指数のように数量的に扱えるデータなら，まず最大値と最小値をさがしだす．大きさの順に並べ変えるだけでも，数字の羅列はその意味をあらわにしてくる．性格類型や血液型のような質的データなら，いくつの類型に分かれているのかをまず把握する．すなわちデータの値の範囲を見極めることである．その上で，データが全体としてどのように分布するか，すなわち**度数分布**（frequency distribution）を見ていく．質的な分類のデータなら，そのままどの分類に何人が所属するかを数え，単純集計すればよい．量的データは一つの区分の値の範囲を定めて，その範囲に属する対象数を数える．この数を度数（frequency）という．量的なデータを扱う際は，どこから区切りはじめて，どのくらいの幅で値を区切って分布を見るかを決めなければならない．区切る幅は原則として等間隔とするが，その決めかたには，定まった法則があるわけではない．データ数とそのデータ自身のもつ意味の兼ね合いで決まるものでもあり，研究者の知りたいことが最もよく見えるように決めればよいものでもある．データを区切る幅を小さい値から大きい値にいくつか試してみると，分布の形がもっともよく分かる，適切な値を見つけることができる．飛び離れた値がなければ，最大値と最小値の差を10〜20等分した値を目安にすればよい．区切りの境界は，たとえば知能指数なら100という数字が特別の意味をもっている．また空腹時血糖値140mg/dlは，顕在糖尿病を示す数値である．

　区切り幅を10として分布を見るとしても，100〜110 のように100を区切りの端にもってくるか，95〜105 のように真ん中にもってくるかは，研究者の都合のよいほうにすればよい．しかし通常量的データは連続量として扱える場合でも，測定値は103のように整数値として表わされていることも多い．そのような場合，100〜110 という範囲の正確な表現は100以上 110未満と見るのが普通である．したがって110というデータは，次の区分（110〜120）に入る．そこで，値の範囲としては 100〜109 としたほうが間違いが少ないであろう．またたとえば，103というデータはその背

後にある102.5以上103.5未満の真の値の測定値であると考えるなら、100〜109という範囲は99.5以上109.5未満の値を表現する範囲となる．

区切られたデータの範囲ごとの，その範囲に属する対象数，すなわち度数を，棒グラフとして度数と棒の面積が比例するように作図したものを**ヒストグラム**（histogram，柱状図）という．区切りの幅がすべて等しい場合には棒の高さと度数を比例させればよいが，区切りの幅を変えた場合には，それに応じて棒の高さを調整し，棒の面積と度数が比例するようにすれば，ヒストグラムによって分布を正しく視覚化できる．つまり区切り幅をあるところから2倍にしたときには，そこでの棒の高さはそれまでの高さの半分にすればよい．

(2) 幹葉表示

しかしこのような度数分布の作りかたをすると，たとえば108という値も102という値も同じ範囲に入ってしまうので，データの細かい値が切り捨てられてしまう．この欠点を補う方法として**幹葉表示**（stem-and-leaf）という方法がある．この方法はあまり標本数の多いデータや，小数のつくデータには使いにくいが，数十から百程度の対象数なら，データの情報を失わずに度数分布を見ることができ，中央値や四分位数（後述，p41）を見つけるのにも便利な方法である．簡単にいえば，度数分布を作るときに失われてしまう細かい値，たとえば90から99という範囲なら，切り捨てられる1の位の0から9の値そのものを用いて，度数分布の図を書いてしまうのである．この方法について詳しくは，探索的データ解析（後述，p42）の参考書を参照していただきたい．言葉で説明すると分かりにくいかもしれないが，実際にやってみれば簡単な方法である．その一例を図3-1に示した．

(3) 分布を見る意味

度数分布は要するにすべてのデータの分布の状態が一目で見えるように作成することに意味がある．量的データなら，きれいな左右対称の山形の分布なのか，どちらかに偏った分布なのか，飛び離れた値があるのか，あ

```
 7 *  | 16
 8 *  | 2559
 9 *  | 11247779
10 *  | 01233566889
11 *  | 224467788
12 *  | 159
13 *  |
14 *  | 5

 幹←  →葉
```

> この図は40人分の知能指数値を幹葉表示したものである．この図の読みかたは，「幹」の部分が10の位以上のデータ，「葉」の部分が1の位のデータである．たとえば「8＊」の行に書かれた「2559」という数字の列は，82点1人，85点2人，89点1人，合計4人がこの範囲に属することを意味する．

図3-1　知能指数の幹葉表示

る範囲の中ではどこが多いということのない，一様に分布するデータなのか．質的データなら，どの分類が多いのか．度数分布を見るだけで，そのデータの性格をある程度読み取ることができるようになる．次に説明する代表値の意味を把握する際にも，データの分布を知っていれば，その解釈に誤りを犯す危険は少なくなる．また計算される統計量の頑健性（robustness）によって，元のデータの分布をあまり気にしなくてよい場合もあるが，算出される統計量の意味，特に統計的仮説検定の理論には，値の分布形の仮定が置かれていることが多い．それも含めてデータ解析の前提はデータを知っていることであり，その第一歩は度数分布を見ることから始まる．

2. 代表値

　代表値とは，度数分布によって表現された全データを，一つの値で代表させたものである．これをどのような性質を示す代表値として算出するかによって，**位置（大きさ）**を示す代表値と**ばらつき**を示す代表値がある．そのほかに分布の歪みや尖りかたの程度を，**正規分布（normal distribution）**という分布の標準型と比較して示す代表値がある．これを歪度および尖度というが，あまり使われることはない．

(1) データの分布の位置を示す代表値
―平均値，中央値，最頻値―

　量的データの位置（大きさ）を現わす最も分かりやすい特性値（代表値，average）は**平均値**（mean，算術平均）であろう．これはすべての対象がもつデータ値を均等に対象に割り振ったときに，1人に割り当てられる値である．計算のしかたは説明するまでもないだろうが，すべての値を足して対象数で割ればよい．元々のデータの性質によっては，別の方法（幾何平均，調和平均）で平均値を出すこともあり得るが，めったに使われることはない．平均値は，対象全体のもつデータの情報をすべて用いて算出されるので，情報のロスはない．しかし，飛び離れた値があったり，分布が偏っていたりすると必ずしも代表値として納得できない値が現われることがある．その例として入院日数を考えてみよう．ある病院である月に退院した患者の入院から退院までの日数を調べたとしよう．7日が2人，10日が10人，15日が1人，20日が1人，300日が1人いたとしよう．この15人の平均入院日数は約29.9日である．この値をどう解釈するかは，値を読む目的によって異なる．15人のうち12人までが，10日以内に退院しているが，平均としては30日近くの値がでてしまう．これは一人の長い入院日数に引かれて平均値が上昇しているためである．したがって，どのくらいの入院日数で退院する人が多いかということを見るためには，平均値は必ずしもよい代表値とはいえない．しかし，この15人の入院日数の総量が問題になるような場合には，この平均値は意味あるものとなるであろう．

　飛び離れた値の影響を避けた代表値として，**中央値**（median）や**最頻値**（mode）がある．中央値とはデータを大きさの順に並べたとき，ちょうど真ん中に位置する値である．対象の数が偶数のときは，中央にくる二つの値を足して2で割った値である．最頻値とは，度数分布の山の最も高いところの値である．前にあげた入院日数のデータでは，中央値は10，最頻値も10である．連続量の最頻値は，度数分布の作りかたに依存する部分がある．中央値も最頻値も，その意味付けは分かりやすい．統計学的な仮説検定を考えるならば，扱いやすいものとはいいがたいが，「数字で語る」方法としては優れた面を持っているともいえよう．

(2) 分布の散布度を示す代表値
―分散,標準偏差,範囲,四分位偏差―

 同じ平均値をもつデータでも,その散らばりかたが異なると,意味も違ってくる.3人の年齢が,29,30,31でも,20,30,40でも,平均年齢は30歳になる.15歳が2人と60歳が1人でも同じである.位置(大きさ)だけでは,データの様子はつかみきれたとはいえないのである.平均値はすべてのデータ値を対象に均等に配分した値なので,個々のデータはそのまわりに分布する.その分布の広がりをどのようにかして表現すれば,散布度を比較することができる.一つの方法として,個々のデータから平均値を引いた値が考えられる.しかしこの値をこのまま使うことには問題がある.平均からの差は,29,30,31というデータでは-1,0,1であり,20,30,40では-10,0,10であって,個々の偏差の大きさは異なるが,そのまま足すとゼロになってしまう.この点を克服するためには,差の絶対値をとるか,2乗して足しあわせればよい.絶対値は数学的に扱いにくいので,普通は2乗した値を足し合わせてばらつきの目安とする.この値を**偏差平方和**(sum of squares)という.対象の数の異なるものも比べられるように,通常は偏差平方和を対象数で割ったものを用いる.これが**分散**(variance)といわれる値である.そして分散の平方根を**標準偏差**(standard deviation)という.検定のときに用いられる**不偏分散**(unbiased variance),**不偏標準偏差**(unbiased standard deviation)と呼ばれる値は,偏差平方和を対象数で割る代わりに対象数から1を引いた値で割る.その理由は詳しくは説明しないが,母集団(第4章で説明)における分散や標準偏差のある種の推定値としてそのような計算法をすることがあるとだけいっておこう.したがって,単にデータの散布度を見るには,対象数で割った値を用いればよい.分散や標準偏差は量的なデータでは基本的な散布度の代表値である.しかしこの値も平均値と同様,飛び離れた値に大きく影響される.上記の3種類のデータでは,分散は0.67,66.7,450となり,標準偏差でも0.82,8.16,21.2とかなりの差が見られ,特に最後のデータでは散布度が大きく出ることが分かるであろう.

 散布度を見ようとして記述的に最も素直に思い付くのは,データの値の

範囲（range）であろう．これは最大値と最小値の差である．しかしこれも飛び離れた値があると影響を受けやすい．しかしそのことも含めて一つの目安ではある．飛び離れた値に影響を受けない，範囲という視点からの散布度の見かたとしては，**四分位偏差**（quartile deviation）という考えかたがある．中央値はデータを大きさの順に並べたときちょうど真ん中にくる値である．これと同様に考えて，小さいほうからちょうど4分の1，大きいほうからちょうど4分の1のところに位置する値を想定することができるであろう．前者を**第1四分位数**（first quartile），後者を**第3四分位数**（third quartile）という．第3四分位数から第1四分位数を引いた値を四分位範囲といい，四分位範囲を2で割った値を四分位偏差という．中央値（つまり第2四分位数）を中心にデータの半分が四分位範囲の中に分布することを意味する．言葉で説明すると難しいが，データを大きさの順に並べて真ん中にくる値を見つけ，そこから大きいほうと小さいほうへデータ数の4分の1ずつたどっていけば，簡単に見つけることができる．データ数が偶数の場合，中央値を中央の二つの値の平均として計算するように，データ数が4で割り切れない場合には，その前後に位置する値を案分比例して平均すればよい．

　この考えかたを同様に展開すれば，**百分位数**（パーセンタイル，percentile）という考えかたも理解できるであろう．データ数が多い場合に，標本数の100分の1ずつの値の範囲をきめることができる．たとえば95パーセンタイルといえば，その値以下にデータの95％が含まれることを意味する．心理テスト等の得点の正常範囲の目安を決める場合など，パーセンタイル値が用いられることが多い．

3. 探索的データ解析について

　たびたび述べているように，データを加工し代表値を計算して，さまざまな情報を引き出していく過程は，研究目的が明確であればあるほど単純化できる．しかし，知らず知らずのうちに蓄積した臨床データを前にして，さてこれを何とかできないものかと考えなければならないような事態に

も，しばしば遭遇することであろう．もちろん目的なく研究はできないが，それを最小限度に留めたまま，データを加工しながらそのデータの語り得る情報を引き出していくための方法として，**探索的データ解析**（exploratory data analysis）と呼ばれるものがある．この考えかたは，Tukey,J.W.によって提唱されたものである．度数分布の項で触れた幹葉表示も，この方法の一つである．また**箱ひげ図**（box-and-whisker）というデータ表示のしかたがある．これは，中央値を中心に左右に第1と第3四分位数を用いて長方形を書き（つまり中央値で2分された長方形の範囲に全データの半数が含まれることを示す），その長方形［箱：ボックス］の外側に範囲を示す線分［ひげ］を書く（全データの範囲を示す）という方法である．ひげの長さは，全範囲を書く場合と，四分位偏差の倍数を用いて，そのさらに外側にデータがある場合は，個別に点として表示するという方法もある．

　つまりこの方法は，いかに生のデータから元々の情報を失わずに，そのデータの持つ意味を引き出していくかの指針である．その意味では，記述統計の具体的方法論ともいえるであろう．しかしこの方法にも，最低限の目標設定は必要である．それがなければ，どの方向へ向かって解析を進めるかが決められないからである．しかし，それは臨床家がもっている経験的実感であったり，日頃抱いている疑問であったりしてもよいであろう．その意味では，本格的になにごとかを実証する研究を計画するために，その前段階で既存のデータを分析してみるときなどには，利用価値が大きいであろう．

4．質的データの記述—単純集計からクロス集計へ—

　質的に測られたデータは，**アイテム—カテゴリーデータ**（item-category data）ともいう．性別とか血液型とか，婚姻状況などの項目（変数）がアイテムであり，各アイテムの中の分類，性別なら男・女，血液型ならA・O・B・ABのそれぞれが，そのアイテムのカテゴリーと呼ばれる．

　アイテム—カテゴリーデータはまず，各々のカテゴリーに属する数を数

えることによって記述される．いうまでもないが，つまりどんな特性を持つものが何人いるか，それが基本である．とられた対象全体について数を数えれば，その結果が単純集計と呼ばれる．そして，全対象数に対する割合が算出されることが多い．質的データの代表値は，最頻値ということになるだろう．データの散布度はカテゴリーの数にもよるが，たとえば一つのカテゴリーへの集中度などによって見ることになるだろう．一つのカテゴリーに集中しているか，どのカテゴリーにもまんべんなく配分されているかは，データの特徴として記述できる．しかしいずれにせよ，量的に測られたデータよりは，加工できる範囲は小さくなる．それは数字としての扱い易さと関連している．

　対象をあるアイテムのカテゴリー値によって層別し，その層毎に他のアイテム—カテゴリーデータを集計をすれば，それが**クロス集計**（cross table）と呼ばれる結果になる．これは見かたを変えれば，二つの質的に測られたデータの関連を見ていることになる．量的なデータでも，ある値を境にしていくつかの層にわけ，クロス集計表を作ることができる．クロス集計表は，質的データの記述において，大きな役割を担っている．またより高度な分析への入り口でもある．たとえばある病院の外来患者の中で，疾患別に婚姻状況がどのように異なるのか，性別に疾患の分布はほぼ同じなのか異なるところがあるのかなど，さまざまな記述が可能な資料を手に入れることができる．臨床データでは，このようなアイテム—カテゴリーデータを扱うことが多いであろう．そのようなデータを扱うコツは，自分の興味を引くポイントを定めてクロス集計表を作り，いいたかったことを数字で語れるようにしていくことである．それは研究計画がしっかりしていれば，比較的容易に分かることであろう．アイテム—カテゴリーデータを用いた多変量解析の方法も幾つか開発されているが，そんな複雑な手法を用いなくても，そのもとになるクロス集計表を詳細に検討することによって，かなりの情報を得ることができる．

5. ふたたび，数字で語ることをめぐって

　数字で語ることは，ある種の説得力を持つ．それは数字の持つ明快さと，それだけに一見科学的な客観的な装いによるものであろう．生のデータを加工し，ものごとの一つの断面を見やすくするのが統計学の役割であるが，加工が進めば進むほどデータの元々の姿は見えにくくなる．臨床研究においては，現象をデータ化しても，最後にはまた臨床に戻ることが必要であろう．それにはデータ解析を進め，それに意味付けをしていく際に，常に元々の現象に思いを至らせておくことが，重要なのではないだろうか．データの代表値として平均値を算出すれば，たとえば平均年齢30歳の群というように，その数字一つである群を語ることができる．しかしその30という数字がどのような生のデータから算出されたかを把握していないと，とんだ間違いを犯すことになりかねない．29，30，31歳の3人でも，20，30，40歳の3人でも，15歳2人と60歳の3人でも，平均はいずれも30歳になる．これを同じと見てよいか区別すべきかは，一概にはいえない．しかし，記述統計的にデータの姿形を把握してあれば，どう解釈すればよいかについて大きな間違いを犯すことはないであろう．これは，データの加工が進んで，多変量解析などが応用されたとしても，同じことである．その意味で，記述統計的視点はデータ解析の基本線なのである．複雑な統計的手法を用いる前に，記述的にデータの姿，形をとらえておくことは，いつの場合も必要な手続きであるといってよい．その際に，パーソナルコンピュータと，そこで簡単に使えるソフトウェアとを用意してあれば，自分で数式を扱う必要はほとんどない．したがってこの本では数式を用いた説明はいっさい省いている．また，細かい統計的方法についても解説していないので，より詳しい情報を知りたい場合には，巻末にあげた専門書を参照していただきたい．特に探索的データ解析の方法は，臨床家になじむ考えかたであるかもしれない．

第4章
統計的仮説検定の考えかた

1. 統計的仮説検定の現状と問題点

　統計的仮説検定は論文や学会発表などで頻繁に使用されているものの，その用いられかたを検討すると，しばしば誤解や誤用・乱用などが見られるように思う．「有意差」についても同様である．誤解や誤用は，仮説検定の前提となる条件を無視するところから生じている．そしてそのような研究者の態度は，検定をしておきさえすれば科学的ないし客観的であると考えがちな，一般的風潮からもたらされる部分もあることと思われる．もちろん統計的仮説検定は，観察された差がその場合だけたまたま見られたものなのか，本当に意味のある差なのかという，しごくもっともな疑問から出発している．3例中2例に見られたから頻繁であり，3例中1例にしか見られないからまれであるという論議がまかりとおっては困るが，だからといって，なんでもかんでも，検定さえすればよいというものでもない．検定をする前に，統計的仮説検定の意味と考えかたを理解しておくことができれば，現在ある誤用乱用の多くは避けられたものと思われる．ここでは具体的な検定の方法ではなく，その考えかたを説明してみたい．検定の具体的な手順とやりかたを述べた参考書は多いが，その考えかたについての説明が分かりやすいとはいえないように思う．

2. 統計的仮説検定とは

　統計的仮説検定とは，元々は差がないにもかかわらず，実際に対象として調べた集団の選びかたによって，たまたま一定以上の差が観察される確率を推定し，その確率が一定の水準未満であるとき，そのようなまれな事象が起こったと考えるよりは，元々差があったと考えるほうが合理的だ，ということなのである．慣れない向きには非常に分かりにくいいいかたかもしれないので，具体例を示してみよう．
　たとえば，うつ病患者50例中30例が過去3ヵ月以内に自殺について考えたことがあるというデータがあるとしよう．これが高い割合であるかどうかは，比較するものがなければ分からないので，うつ病でない対照群にも同様の調査をして，やはり50例中10例がそのように答えたとしよう．うつ病群と対照群を比較して，確かに前者の率は高いが，これからうつ病群に自殺念慮が高いといってよいだろうか．観察された50例ずつだけについていうなら，差があるといって間違いない．しかしこの結果から，もっと一般的にうつ病者のほうが自殺念慮を持つ割合が大きいといえるだろうか．たとえばうつ病群が40/50であり，対照群が5/50であったら，確実に差があるといえるだろうか．逆に20/50と15/50であったら，どうだろうか．この疑問に答えるべく利用されるのが，カイ2乗（χ^2）検定である．その考えかたは，もしこの50例ずつが属している，元々のうつ病者とそうでない者の集団において自殺念慮を持つ比率が等しいにもかかわらず，30/50と10/50のような差およびそれ以上の差の観察される集団が選び出される確率がどのくらいあるのかを推測するのである．そしてその確率がある一定の水準——おなじみの5％か1％——未満であるとき，元々の比率が等しいという仮定を否定することができる．すなわち，そんなまれなことが起こったと考えるより，等しいという仮定を否定したほうが合理的である，と考えようというのである．そこで最初に仮定された，「元々の集団における比率が等しい」という仮説は，否定されることによって意味を持つので，**帰無仮説**（null hypothesis）と呼ばれる．それに対して検証したい仮説，すなわち「元々の集団における比率は異なっている」という仮説を**対立**

仮説（alternative hypothesis）という．統計的仮説検定とは，帰無仮説を棄却することによって，対立仮説を採択するという手続きを踏むことである．

　この段階で，重要なことは二つ出てきている．一つは統計的仮説検定は，元々の集団における差と観察集団における差との関係から論じられていること，もう一つは，その合理性の根拠は確率的な推論に基づいていることである．ここで確率という言葉が出てきただけで，しりごみをしないで欲しい．最初にも述べたように，確率論を用いて具体的にどのように推測できるようになるかは分からなくても，考えかたの理解は充分可能である．それは薬理学的，生理学的メカニズムをその細部に至るまで完全に理解しなくても，薬をどのように使うかは理解できるのと同じである．重要なのは細かい各論を理解することではない．得られた資料からどのようにして推論を進めていくかの考えかたの道筋をたどってみられればよいのである．ここまでで少なくとも，仮説検定は，元々の集団とその中から選び出された実際の調査対象集団の関係が問題であることは分かっていただけたと思う．ここで説明のために専門用語を持ち出そう．それは**母集団**（populationまたはuniverse）と**標本**（sample）という用語である．標本とは実際に調査対象となる一定数の観察集団である．母集団とは調査対象となる条件を持った者すべてを含む元々の集団であり，そこから標本が選び出される．母集団は有限（全数がいくつであるか分かっている）の場合もあるが，無限大であると仮定されることもある．確率論を用いて推論を行なうので，統計的仮説検定を用いて意味のあるのは，母集団から無作為抽出された，またはそうみなせる標本だけである．そこで次に無作為抽出とはなにかについて説明しよう．

3. 標本抽出法

　標本抽出とは，ある特徴をもつすべての対象の中から，データを取るための有限な群を選び出すことである．抽出法には**有為抽出法**と**無作為抽出法**（random sampling）がある．

有為抽出とは，ある意図をもって作為的に対象を選ぶ方法である．たとえば，精神科の診断基準をどのようなものにするべきかについて，その問題に特に関心を持っていると思われる人に意見をきくとすれば，精神科医全体の意見の代表という意味では，偏った対象への調査となるが，普段そのようなことに関心のない人に聞くより，ずっと多くの有益な情報を得ることが期待できる．これは，各種の諮問委員会や専門家の集団などが負っている任務と似た部分がある．また，症例報告などで典型例を扱ったり，比較する場合も，これに当たるともいえる．しかしこのような標本は，統計的有意差検定の対象とはならない．

これに対して無作為抽出という方法がある．これは，対象となる条件をもったすべての個体の集団（母集団）から，ある数の標本を選び出すとき，母集団に属する対象が標本として選び出される可能性（確率）がすべての個体で等しいという条件が満たされる場合である．これをもっとも純粋に達成しようとすれば，対象となる可能性のあるすべてのものの名簿（フレーム・frame・枠）を作って番号をつけ，乱数表（数字のでてくる順番が全くでたらめであることが保証されている数表）やコンピュータを用いて必要な数だけ選び出していけばよい．これを**単純無作為抽出法**という．しかしこのような方法は実際には実行不可能なことが多いし，不必要でもある．母集団の名簿を作成できないこともあるし，もし手に入る場合でも，すべてを乱数で選び出す必要はなく，その名簿に一定の周期がない限り，最初の1例だけを乱数表で選び，後は選び出す標本の数に従って一定の人数おきに選んでいけば充分である．このような方法を**系統抽出法**という．

ここで多分臨床家からは，「われわれはそんなことをするのは不可能だし，第一，今までに見た検定を用いた論文だってそんなことをしているのは見たことがない」というクレームがつくであろう．実際，現実はその通りである．どういうことかといえば，このような方法をとらずに統計的仮説検定を用いたものは，対象とした標本を無作為抽出したと「みなして」いるのである．どうせみなしてしまうなら，そんなことは知らなくてもよいかというと，私の経験では，このことこそが統計的仮説検定を誤解させ誤用させているといってもよいと思われる．ここで，統計的仮説検定が母集

団における差について問題にしていることを思い出してほしい．つまり手に入れた対象とそのデータを無作為抽出した標本であると「みなした」場合，検定で問題にされるのは，標本の背後に想定される母集団で観測される値についての差である．したがって検定をして有意差が認められたとき，どこまでものがいえるのかも，母集団をどのように想定するかによって規定される．ある標本が無作為抽出標本であると「みなせる」ための最低限の条件は，証明したい仮説が有意になるような作為が働いていないことである．極端な例として，有意差がでるまで症例を出し入れすれば，そのような調整された標本による検定に意味を持たせ得ないことは明白であろう．

　先程の例に戻れば，うつ病50例を標本として手に入れたとき，その50例が代表する母集団とはなにかを考えてみよう．もしある病院のある時期，たとえば半年の間に入院した全うつ病患者であったとしよう．もしその半年に特殊な条件—たとえば有名な医師がいたとか，マスコミで話題になったとか—がなければ，この50例はその病院に入院するうつ病患者全体の代表と見ても，そんなに不都合はないであろう．つまり無作為標本とみなすことができるであろう．ではその地方のうつ病患者または日本におけるうつ病の入院患者全体を母集団と想定したら，無作為標本としての正当性は主張できるだろうか．もっと拡大して，一般的にうつ病患者全体からの無作為標本とみなせるであろうか．それがそうみなせるか否かは，標本を手に入れた条件の詳しい検討にかかってくる．その病院が健康保険を扱っていないとすれば，そこに集まる患者は一般的なものとはいい難い．しかし，そんな条件によってうつ病そのものや，自分の知りたいことは左右されないという確信ないし証拠があれば，かなり母集団を広く想定してもよいかもしれない．対照群についても同様である．つまりここでも，統計的仮説検定の意味を決定するのは，統計の問題ではなく，研究の目的とデータの取りかたを決める研究者自身なのである．

　標本抽出法についてこれ以上説明はしない．臨床研究ではあまり必要になることもないだろう．しかし具体的な方法について詳しく知りたい場合には，巻末に参考文献として挙げた本を参照していただきたい．

4. 検定結果の読みかたについて

　統計的有意差検定における検定結果の意味付けについても，誤解や誤用が多々ある．前にも述べたように，統計的有意差検定は否定されることに意味のある仮説—帰無仮説—を否定することによって成り立つ．つまり，「差がないとはいいにくい」という二重否定を根拠に，「差がある」とし，これを「有意差がある」と表現する．ここで，帰無仮説が否定されなかった場合，どのように考えればよいかを誤解されている方は多いと思われる．帰無仮説が否定されない場合，その結論は決して「差がない」のではない．ややこしいが，「差がないといえないわけではない」という三重否定になり，これは決して差がないということと同じではない．つまり，本当に差がないのか，標本数が少ないために差がないという仮定を否定できないかのどちらかであり，差があるかないかについてなんともいえないというのが，本当のところである．帰無仮説が棄却されないことは，対立仮説が棄却されることではない．差がないことを証明するための統計的仮説検定の方法はない．帰無仮説が棄却されなくても，せいぜい差なしと仮定してもまちがいではないというぐらいの使いかたをすべきであろう．たとえば，二つの平均値の差の検定をする場合，両群の母分散が等しいと仮定できるかできないかによって，算出する統計量は異なる．その場合，まず等分散の検定を行なってから，その結果によってどちらの統計量を用いるかを決めればよい．

　統計的仮説検定では，all-or-nothing的考えかたをするととんだ考え違いをする場合がある．これがもっとも端的に現れるのが，相関係数の検定であろう．もっともよく使われるピアソンの積率相関係数（第7章）の検定は，無相関の検定である．したがって，例数が多くなればなるほど，わずかな相関も検出することが可能になる．たとえ本当のところごくわずかの相関でも，0でなければ有意なのである．しかし有意の相関ありと聞くと，それは完全に相関すること（$r=1$）だと勘違いをされる場合が，少なくないようなのである．逆に，たとえば10例の標本で0.6という相関係数が得られたとき，無相関は否定できないであろう．しかし有意でないからと

いって，無相関だといい切れるわけではない．0.6という観察された相関係数そのものを否定する必要はない．次に説明する大数の法則によって，もっと例数の多い標本を入手することが可能であれば有意の相関が確認できるかもしれないので，その相関関係について完全に否定されたわけではないのである．

　また，統計的仮説検定は，**第1種の過誤**，すなわち帰無仮説が正しいにもかかわらず棄却する（否定する）確率を一定の有意水準以下にするという考えかたをとっている．しかしもう一つ，**第2種の過誤**，すなわち帰無仮説が誤っているにもかかわらず棄却されない確率についても考慮する必要がある場合がある．第2種の過誤を1から引いた値は**検出力**と呼ばれる．つまり帰無仮説が誤っているときに正しく棄却される確率である．これに関してはさらに片側検定と両側検定の説明もしなければならないが，繁雑になるのでここでは詳しい説明はしない．要点だけ述べれば，片側検定は両側検定より帰無仮説が棄却されやすいが，そのためには差の方向性（差や比率の大小関係）について，あらかじめかなり確かな前提となる知見がなければならない．そうでないと，第2種の過誤が大きくなってしまう可能性があり，検定自体が無意味になってしまう．

5. 標本数の問題

　統計の専門家がしばしば質問され，しかも回答に困惑することがあるのは，いったい標本数をいくつにすればよいのか，ということである．結論からいえば，標本数はごく少なくても，統計的仮説検定は可能である．統計学においては，標本の数が多ければ多いほどより確実に，つまり小さな誤差で，母数を推定できると考える．これを**大数の法則**という．したがって，標本数は多ければ多いほど，帰無仮説が棄却されやすくなるのである．10例ずつを調べて1/10と5/10の比率の差は有意差とはいえないが，このままの割合で10/100と50/100になれば，これは有意差になるであろう．比率は同じ10％と50％なのに，結論は違うのである．つまり10例ずつ調べただけでは確実なことはいえないが，100例調べて同じ割合が出れば，

差がないとはいえないことになるのである．これが不合理だと感じられるのは，検定の考えかた―帰無仮説の棄却と大数の法則―に誤解があるということである．

標本数の問題をもう少し進めれば，ごくわずかな差を検出したければたくさんの数を調査する必要がある，ということになる．つまり，少数の標本ではかなりの差が見られても有意差ではないが，多数について調べれば少しの差でも有意になるというのは，それだけわずかな差を検出することができるからなのである．また逆に考えれば，多くの数を調べれば大抵のもので有意差が見られるということになる．では適当な標本数はどのようにして決定されるのであろうか．あらかじめどのくらいの差が予想され，値の分布がどうなっているかの資料があれば，有意差を検出するために必要な標本数を算出することは可能である．大規模な社会調査の場合には，あらかじめ既存資料などを参考に，測定誤差をどのくらいに押さえるかと調査に必要な資源の制限条件，および有意水準を考えに入れて，標本数が決定される．しかし通常はこのような手続きを踏むことは少なく，もっと実際的な理由―たとえば時間的金銭的資源の限界―などから標本数が決まることになる．

統計的有意差検定の有意性は標本数と関連するので，有意差があったとしても，その差の大きさや，その差が「意味ある」ものかどうかについては，なにもいえない．たとえば分布の適合度の検定で，ある大学の5年分の入学生15,000人の生まれ月の分布を調べ，それが各月の日数に応じた割合に適合していないからといって，直ちにある月生まれがその大学の入試に有利であるとはいえない．1年に3,000人以上の新入生を5年分合わせてみれば，生まれ月にわずかなばらつきが見られるということであり，多くの数を調べて有意差がでた場合，わずかな差であっても検出できたということである．それが「意味ある」差であるかどうかについては，検定からはなんともいえない．ある年の出生者全体を調べれば，やはり生まれ月に有意のばらつきが検出されるかもしれない．そうだとすれば，日数に応じて均等に出生者があるという仮定が成り立たないことになるので，学生の生まれ月の分布が各月の日数の分布と適合しないことが意味をもたなくなる

ことは，大いにあり得る．帰無仮説を棄却するときの限界確率（第5章）が小さいからといって，必ずしも検定される差の絶対値の大きさやその意味の重要性が保証されるわけではない．

6. 検定の功罪

　最初にも述べたように，統計的仮説検定ほど誤解され，乱用されているものはないように思う．それは，研究に科学的な装いを与えるために用いられる場合に，際だってくるように思われる．研究目的とデータの不整合があっても，検定さえしてあれば，きちんとした手続きを踏んだものに見えてしまうことがあるように思える．逆に，学会発表や論文にする場合，検定をしても意味がないものにまで，検定を要求する一般的風潮もまた存在する．これらは両方とも，有意差の意味が誤解されていることによるものであろう．その誤解によって，逆に統計的仮説検定への不信感が生じることもあるようである．

　統計的有意差検定は，母集団における差の有無について，一定の仮定のもとにある判断基準を与える．それによって，得られた数字の意味付けに関して，主観を排除できるという利点がある．しかし問題は，仮説検定の前提となる仮定が成り立つか否か，すなわちデータの取りかた，標本の無作為性，データの分布型，測定尺度の水準などについて顧みられないまま，検定の方法だけが一人歩きすることである．データの側の条件によって，さまざまな検定法が考案されているが，その適用の適否について，あまり考慮されていないのではないだろうか．とにかく何かやっておけばいいというところで誤用も乱用も生じ，そのことによって統計的仮説検定そのものに対する不信や誤解も生まれてくるのではないかと思われる．

第5章
検定法の選択と実際

　ここでは，どのような場合にどのような方法を選択すればいいかについて説明しよう．本章ではデータの位置（大きさ・分布）やばらつき，および比率の比較をしようとする場合の検定の考えかたと選びかたを中心に述べる．関連性の強さの検定については，第7章で関連性の測りかたを説明するときに述べる．また計算にはコンピュータの統計パッケージ・ソフトウェアを使うことを前提とするので，具体的な計算方法が必要な場合には成書を参照していただきたい．

　統計的仮説検定の基本的な考えかたについては，すでに第4章で説明した．もう一度強調するために書いておくと，「母集団と標本という仮定」と「統計的仮説検定の論理は二重否定であること」を念頭に置いて欲しい．つまり統計的仮説検定とは「母集団について差がないと仮定（帰無仮説）したとき，標本で観察されるような差が現れる確率を計算し，それが低いと推測される場合，その帰無仮説を否定することによって有意差ありとする」という論理である．

1．パラメトリックとノンパラメトリック

　まず用語として，パラメトリックな検定法と，ノンパラメトリックな検定法（nonparametric test）について，説明しておこう．

　パラメトリックな検定法とは，量的に測定されたデータ（比尺度と間隔尺度）の検定に用いられる方法である．元々のデータの分布を一定の形

（正規分布など）であると仮定し，そこからとられた標本で観察される統計量の分布を推定して，逆に母集団におけるその統計量の母数の推定を行なうように考えてある．数値の計算はかなり面倒な場合もあるが，その元々の仮定が正しくさえあれば，標本で観察された差が，母数の等しい母集団からの標本で現れる確率を正しく計算できる．ここでの問題は，パラメトリックな方法を用いるには，条件があるということである．測定尺度の水準，データの分布，標本抽出法，標本数などの適応条件が満たされれば，これまでに多くの方法が開発され，検出力も高い．

　これに対してノンパラメトリックな方法は，名義尺度で測定されたものから，比尺度で測定されたものまで，幅広い応用が可能である．パラメトリックな方法では扱えない中央値の検定もできる．元のデータの分布が一定の形をしていることも必要ではなく，標本数が小さな標本にも使える．数値の計算法も，おおむね簡単なものである．臨床データにとってはいいことずくめのようであるが，検出力はパラメトリックな方法よりも劣る．すなわちパラメトリックな方法と同等の検出力を得るためには，より多くの標本を必要とする．また，場合によっては，特殊な数表が必要なこともあり，検定の種類によっては，適切な方法が用意されていないこともありうる．ノンパラメトリックな方法が小標本にも適用可能だということによって，小標本でも差が検出されやすいと誤解されている場合があるが，これは全く逆である．パラメトリックな方法を適用できる条件を満たしているものに，ノンパラメトリックな方法を用いると，帰無仮説は棄却されにくくなる．

2．検定の実際の手続き

　どんな検定を用いる場合にもその手続きとして共通なのは，まず標本のデータからその検定に必要な数値を計算することである．そして算出された値が理論上するはずの分布に当てはめたとき，その計算された値以上の値がどの位の確率で現れるかを見る．コンピュータの統計パッケージを用いて検定し，この確率（限界確率）まで自動的に出力されてくる場合には，

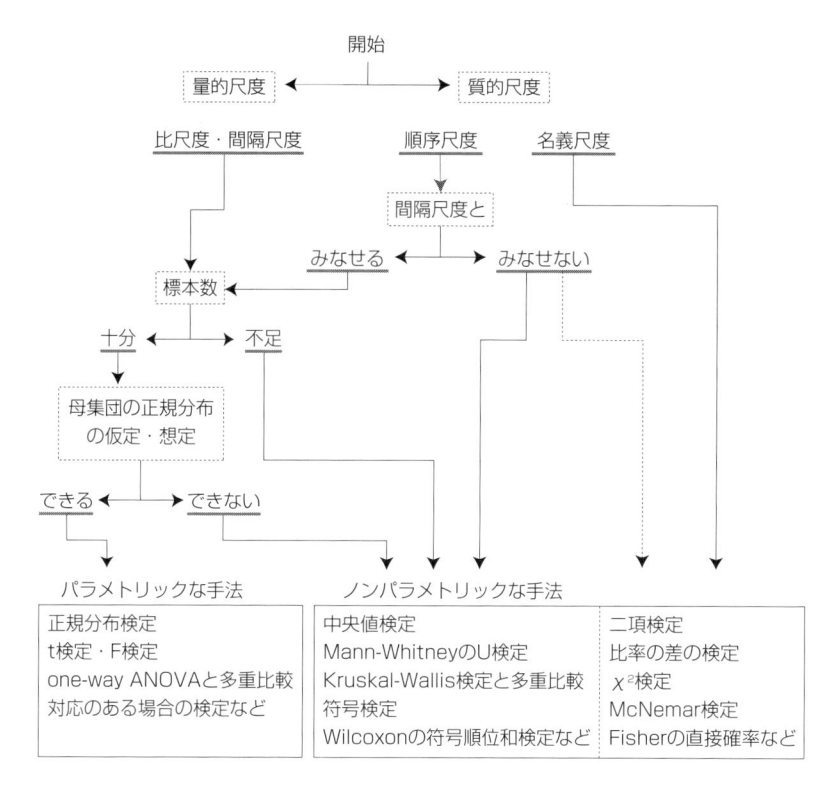

図5-1 検定法の選択手順の概要

その確率が一定の有意水準より高いか低いかを見て，低ければ有意差ありとすればよい．また検定に必要な数値が算出された場合には，その値を当てはまる分布の数表で引き，ある有意水準（5％とか1％とか）の数表の値と比較して，大きい場合には帰無仮説を棄却して有意差ありとすればよい．分布の数表は大抵の統計学の本に載っている．またノンパラメトリックな手法を用いる場合には，特殊な数表が必要な場合もある．

3. 検定法の選択手順

算出された統計値の比較に，どの検定法を用いるかを決める手順を解説

しておこう．おおよその手順は図5-1に示した．データの性質について判断するポイントが何カ所かあるが，そこで判断に困ったときには，専門家にきくことをお勧めしておく．そもそも検定の方法はデータを得てから決めるものではなく，調査研究の計画を立てた段階ですでに原則として決まっているはずである．

まず統計的仮説検定をするには，標本が母集団から無作為抽出されたものとみなせることは大前提である．次いでそのデータがどのような尺度で測られているかを見る．間隔尺度や比尺度で測られた量的なデータなら，パラメトリックな方法を用いることができる．また，順序尺度で測られたものであっても，間隔尺度とみなしてよいと判断することができれば，パラメトリックな方法を用いてよい場合もある．逆に標本数があまりにも小さい場合や，母集団における分布の仮定があまりにも非現実的ならば，量的な尺度で測られたものであっても，ノンパラメトリックな方法を用いたほうがよいこともある．一般的にパラメトリックな手法は前提条件が多く，計算はやや複雑であるが，検出力は高い．逆にノンパラメトリックな手法は前提条件は少なく（ほとんどなく），計算は簡単であるが，検出力は下がる．つまり，パラメトリックな手法が使えるものにノンパラメトリックな手法を応用すると，差を検出するために必要な標本数は多くなる．

標本数は，3以上であれば理論的にはパラメトリックな検定が可能である．しかし大きさが3の標本から母集団の分布を推測するには，かなり無理がある．いくつ以上ならよいという基準があるわけではないが，値の分布を見ることができる程度の数を目安に，パラメトリックな方法を用いるようにすればよいであろう．判断に困った場合，コンピュータ時代の特権を最大限に利用して，両方やってみるのも一つの方法である．しかしこの場合，両方の検定の結論が食い違った場合が難問となる．食い違ったときの原則は，「保守的に」ということになる．つまり帰無仮説を棄却しないほうを選ぶことになるだろう．前述したように一般的にはノンパラメトリックな方法のほうが有意になり難い．パラメトリックな手法が使える条件が整っているなら，そちらを用いたほうが有意差は検出しやすい．

パラメトリックな手法において，母集団における分布は理論的には正規

分布という一定の分布が仮定される．しかし，検定には「頑健性」という考えかたがある．つまりその仮定が厳密に満たされなくても，得られる検定の結果が大きな影響を受けない，いわば鈍感さについていう言葉である．たとえば，この後で説明するt検定は，母集団における分布が正規分布から著しく逸脱していなければあまり大きな影響をうけず，頑健性があるといわれている．検定をする前に，記述統計的に値の分布を見ておくことが，ここでも役立つであろう．

4．平均値と分散の差の検定

(1) 二つの平均値の比較（正規分布検定・t検定・分散のF検定）

　データが間隔尺度以上の尺度で測られている場合，その平均値の差の有意性を見るには，普通はt検定（t-test）を用いる．

　ある母集団から一定の大きさの標本を無作為抽出によって繰り返しとったとしよう．そうすると，繰り返し取られた標本の平均値の分布を考えてみることができる．その平均値の平均は，母集団における元々の平均値（母平均）に一致し，平均値の分散は元の値の母集団における分散（母分散）を標本数で割った値となる．この値の平方根，すなわち平均値の分布の標準偏差は，**標準誤差**（standard error）と呼ばれる．そして母集団における分布が正規分布という一定の分布であるとすると，ある大きさの標本における平均値の分布も正規分布になる．

　この関係を用いて平均値の差の検定をすることができる．そのために，［比べたい二つの平均値の差］を［母分散を標本数で割った値の平方根］で割った値を算出する．まず母平均と標本平均の差の検定をしたい場合—たとえばあるクラスの平均身長が同学年の全国平均の身長と差があるかどうかの検定—をする場合を考えよう．算出される値は母集団のデータの分布が正規分布であれば，理論的に**標準正規分布**（平均0,分散1の正規分布；standard normal distribution）をする．そこで，その値が現われやすい範囲のものか，めったに現われないものかという判断ができることになる．しかし一般に母分散は分からないことが多い．そのときには母分散

の推定値として，標本から算出される不偏分散（第3章）を用いる．この場合には算出される統計値は t 分布という分布になる．t 分布は**自由度**（degrees of freedom）によって形が異なり，自由度が大きくなるほど正規分布に近似する．この検定では自由度は標本数から1を引いた値である．この分布を用いて検定するので，これを t 検定と呼ぶ．また研究者の名前（ペンネーム）をとって，Student の検定と呼ぶこともある．

　次に，最もよく現われる問題である二つの標本平均の差の検定―たとえば二つの学校の同学年の身長の平均を比較したい場合―にも，上記の方法を応用することができる．まず母分散が分かっている場合には，［各々の母分散を各々の標本数で割った値を合計したものの平方根］が分母となって値が算出される．この値は正規分布になる．また母分散が分からない場合には，分母に当たる部分を推定値で置き換えて計算すると，その値は t 分布となる．ここで推定値として何を用いるかは，二つの標本がとられた母集団における母分散が等しいと仮定できるか否かによって異なる．母分散が等しいという仮定は，文献的あるいは経験的に知られている知見が根拠としてあればよい．しかしそれがない場合に，分散が等しいと仮定できるか否かをどうやって判断すればよいか．そこで，等分散の検定が必要になる．

　二つの標本から得られた分散から，その二つの標本が異なる母分散をもつ母集団から取られたものか否かを検定するのが，等分散の検定である．等分散の検定には **F 検定**（F-test）という方法が用いられる．つまり二つの分散の比の分布は F 分布になる．この分布は，第1自由度，第2自由度という二つの自由度によって決まる分布である．どちらか大きいほうの分散を分子に，小さいほうを分母にして比を算出すると，その値は第1自由度が［分散の大きいほうの群の標本数から1を引いた値］，第2自由度が［分散の小さいほうの群の標本数から1を引いた値］となる．これを用いて F 分布表から有意性を判断すればよい．

　等分散が仮定できる場合には，［両方の群の標本変動（各々のデータからその群の平均値を引いた値の和）の和を標本数の和から2を引いた値で割った値］を共通の母分散の推定値として用いる．この方法で算出された

値は，自由度が［両群の標本数の和から2を引いた値］のt分布となる．等分散の検定で帰無仮説が棄却され，等分散の仮定ができない場合には，**Welchの方法**と呼ばれる計算法を用いる．そこでこの方法を用いたときこれをWelch検定と呼ぶこともある．その計算法は，t値の算出には各々の不偏分散をそのまま各々の母分散の推定値として用い，自由度のほうを各々の標本数と分散からある式を用いて推定する．したがって自由度が整数値でないこともあり得る．自由度が小さい場合には，少数点のついた自由度による検定の表が必要な場合もある．自由度が大きくなると，自由度による分布の差が相対的に小さくなるので，整数値の表さえあればあまり問題はない．この自由度の推定のための計算式は説明すると繁雑になるので，具体的方法を知りたい方は，統計の本を参照していただきたい．

　既製の統計パッケージの中には，2群の平均値の差の検定をすると，等分散の検定と，等分散が仮定できるときとできないときのt値およびその有意確率がセットになって算出されるようになっているものもある．その場合，まず等分散の検定で有意かどうかを見て，有意の場合は等分散を仮定しない値を，有意でない場合には等分散を仮定した値を用いて検定をすればよい．

(2) 多くの群の平均値を比較する（one-way ANOVAと多重比較）

　3つ以上の群について，同じ種類のデータが得られているとき，その群によってデータの位置が異なるかどうかが問題になることも多いだろう．そのような場合に使われるのが，**one-way ANOVA**（one-way ANalysis Of VAliance，一元配置分散分析）である．ここで注意しなくてはならないのは，one-way ANOVAはデータ全体のもつばらつきの量を，群の間の差によるばらつきと，群の内部のばらつきとに分けて比較する方法だということである．すなわち，各群の平均値に由来するばらつきを，群の内部のばらつきで割った値がF分布をすることを利用して検定する．このとき第1自由度は［群の数から1を引いた値］，第2自由度は［標本数から群の数を引いた値］である．そして相対的に群間のばらつきのほうが大きいとき，群間に差があると結論する．したがってこれで有意差があったとして

も，どの群とどの群に差があるかの結論はだせない．

そこで群間に有意差があった場合，二つずつの群を取り出して比較することになるが，このとき単純に前に述べた2群間の検定を行なうと，多群の中での2群の組み合わせの数だけそれを繰り返すことになる．つまり3群なら3回，4群なら6回，5群なら10回である．そこでそのたびに同じ有意水準が適用されると，多群の比較全体としての有意水準が非常に高い（甘い）ものになってしまう可能性がある．単純な考えかたとしては，［全体としての有意水準を繰り返しの数で割った値（たとえば5群の比較で全体で5％の有意水準なら，0.5％）］を，個々の有意水準として用いれば安全だが，それでは厳しすぎる．そこでいくつかの方法が**多重比較**（対比較，multiple comparison）の方法として提案されている．これも具体的には他の文献を参照していただきたい．パーソナルコンピュータの統計パッケージでも，one-way ANOVAにこれが付加されているものがある．

(3) 対応のあるデータの検定

一人の被験者から2回あるいはそれ以上の同質のデータが得られている場合，それらの間の比較をしたいことがある．たとえば，治療開始直前の血圧と治療開始半年後の血圧などである．このような場合，単に2群の差の検定をするわけにはいかない．それは二つのデータに対応があり，二つの値がとられた同一の個体を別々のものと見るわけにはいかないからである．対応がある場合には，個々のデータの差を問題にする．すなわち，対応のあるデータの差を求めて，その差の値の平均と不偏分散を計算する．そして［差の平均値］を，［差の標準偏差（不偏分散の平方根）を標本数の平方根で割った値］で割った値を計算すると，これは自由度が標本数から1を引いた数のt分布をする．これを用いて差があるかを検定すればよい．

5. ノンパラメトリック検定によるデータの位置の差の検定

量的な尺度と全く質的な名義尺度の中間に，順序尺度による測定が位置

付けられる．この尺度で測られたデータと，量的な尺度で測られているものの，あまりにも標本数が少なかったり，母集団における分布が正規分布とはいいがたい，あるいはその確信がない場合にデータの位置の差の検定に用いられるノンパラメトリックな手法について説明しよう．

(1) Mann-WhitneyのU検定

U検定（U-test）は順序尺度か量的な尺度で測られたデータに対して行なわれるノンパラメトリックな手法の中で，最もよく使われる，検出力に優れた方法である．パラメトリックな手法のt検定に対応し，二つの群の中央値が等しいか否かの検定に用いられる．考えかたは，比較される二つの母集団の値の分布が等しいという帰無仮説を検定するということになる．そのために，まず二つの標本のデータを群に関係なく大きさの順に並べて小さいほうから順に順位を与える．このとき等しいデータ（タイ）があれば，該当する順位の平均値を割り当てる．たとえば1，4，4，5，5，5，9，11という8個のデータには，1，2.5，2.5，5，5，5，7，8という順位数が割り当てられる．そして群別にこの順位数の和を求め，それと標本数からU統計量と呼ばれる値を算出する．このU統計量を用いて，各々の標本数が20より小さい場合には特殊な表が用意され，それによって検定する．その計算法と表はノンパラメトリックな手法を解説した本を参照していただきたい．標本数が20より大きいときには，U統計量と標本数から，正規分布に近似した分布をする値を計算することができるので，これを用いて検定することができる．

この検定は同順位（タイ）の数があまりに多いと影響を受けるので，そのための補正法が工夫されている．しかしタイによる影響は一般にそう大きくないとされている．

この他に二つの母集団の分布の差を見るノンパラメトリック検定としては，中央値検定，Kolmogorov-Smirnovの2標本検定などがある．

(2) Kruskal-Wallis検定（順位による一元配置分散分析）

3つ以上の群の分布が等しい母集団からとられたものかどうかを検定す

る方法の一つとして，**Kruskal-Wallis検定**がある．これも順序尺度か量的な尺度で測られたデータに適用することができ，パラメトリックな手法のone-way ANOVAに相当する．まず群分けを無視してデータを小さい順に並べて順位を与え，各群ごとに順位数の和を算出し，その値と標本数からH統計量という値を導く．この値は標本があまりにも少数でなければ，自由度が群の数から1を引いた値のχ^2分布という分布になることが知られている．標本数が小さい場合には，U検定と同様に，特別な表が用意されている．

　この検定もone-way ANOVAと同じく，全体としての有意性を検定するものである．ここで有意差のあった場合，この中の二つずつの組み合わせの差に関しては，やはり多重比較の方法が考案されている．

　この他には，単純な多群のχ^2検定（次項参照），中央値検定の拡張などが工夫されているが，検出力はKruskal-Wallis検定が最も高い．

（3）対応がある場合の検定

　ある研修を受ける前後の能力の評価，災害の前後の精神的健康度の変化，同一の評価法による子どもの父親に対する評価と母親に対する評価など，同一の対象からとられた二つのデータを比較したい場合には，前にも述べたように，対応を考えた検定を行なうべきである．

　順序尺度か量的な尺度で測られたデータならば，**符号検定**（sign test）か**Wilcoxonの符号順位和検定**（signed rank sum test）をすればよい．符号検定では，対応する二つのデータの差が正か負かによって分類する．帰無仮説は正の対と負の対とが等しいという仮定である．変化なし（タイ）の場合にはその対は分析から除外され，標本数はそれだけ減少する．これは2項分布という分布によって検定することができる．この分布は偏りのないコインをある回数投げたとき，裏（表）がでる回数の分布である．たとえば正となる場合が負となる場合よりかなり多ければ，正か負かの確率が等しいにもかかわらずそのような状態が観察される可能性は低くなるはずである．

　しかし符号検定では変化の大きさを無視するので，量的あるいはそうみ

なせるデータでは，情報が無駄になる部分がある．そこで工夫されたのが，Wilcoxonの符号順位和検定である．これは二つのデータの差の絶対値によって順位を付け，それに差の符号を付けて，正の順位和と負の順位和を計算する．対応する二つの値の差が0の場合には，符号検定と同様分析から除外し，標本数はそれだけ減少する．また差の絶対値が等しいときには，該当する順位の平均値を割り当てるのは，U検定と同様である．変化が正負の方向にほぼ等しい大きさで起こっていれば，この二つの順位和の絶対値はほぼ等しくなるはずである．しかしこれがどちらかに偏っていれば，変化の方向に差があるということになるだろう．標本数（差のある対の数）が25より小さい場合には，検定のために表が用意されている．

6. 名義尺度の検定（比率の差の検定）

分類だけに意味のある尺度（名義尺度）で測られたデータの比較は，どの分類がどれだけの比率を占めるかの比率の差の検定に限られる．

(1) χ^2検定（独立性と適合度の検定）の考えかた

クロス集計表の比率の差の検定に用いるのは，χ^2（カイ2乗）検定 (chi-square test) である．この検定では**観察値** (observed value) と**期待値** (expected value) の差に着目する．そこでまず観察値と期待値とは何かを説明しよう．クロス集計表は，ある質的尺度（アイテム1）の分布を，別の質的尺度（アイテム2）の分類（カテゴリー）別に見た表である．これが観察値である．そこで，アイテム2の一つのカテゴリーに分類されるもの全体が，アイテム1の分布について，全体のアイテム1の分布（単純集計）と同じ率で振り分けられるとした場合の人数を，期待値という．つまり期待値とはクロス集計表の一つのマス目にはいる度数として，**周辺分布**から期待される度数のことである．周辺分布とは，二つの尺度それぞれの単純集計による度数で，クロス集計表の合計欄に記される数字である．アイテム2のカテゴリー別に見ても，アイテム1の分布にあまり差がなければ，この期待値と実際の観察値は近い値となるであろう．逆にその差が

大きければ，アイテム2のカテゴリーごとのアイテム1の分布に差があるということになる．

そこで，［観察値から期待値を引いた値の2乗を期待値で割った値］をマス目ごとに足した値（χ^2値）を計算する．この値はχ^2分布という分布になるが，この分布も自由度によって形が異なる．この場合の自由度は周辺分布が分かっている場合，全部のマス目の度数を知るために，実際にはいくつのマス目の度数が分かればよいかの数である．実際には両方の［カテゴリー数から1を引いた値］をかけ合わせた数である．両方のカテゴリー数が2の表（四分表）では，一つのマス目の度数が決まれば，あとのマス目の度数は周辺分布から自動的に決まってしまうので，自由度は1である．

この検定は**独立性の検定**とも呼ばれる．すなわち，一つのアイテムの値に関係なく他のアイテムが分布しているという帰無仮説に基づく検定だからである．χ^2検定はほとんどすべてのクロス集計表の検定と，**適合度検定**に用いることができる．適合度検定とは，あらかじめ予測される分布と観察された分布が異なるかどうか——たとえば曜日によって交通事故件数は異なるか——の検定である．適合度検定は1標本χ^2検定とも呼ばれる．

(2) χ^2検定適用の注意点

χ^2検定の適用にあたっては注意すべき点がある．それは標本数が全体として少ない場合と，分布の偏りが大きい場合である．χ^2検定では，一つのマス目の期待値は「あまり小さすぎない」ことが前提になっている．この条件はすべての期待値が5以上であれば満たされたとするのが普通である．しかしこれでは厳しすぎるとして，期待値5未満のマス目が2割以下であれば，期待値は1以上あればよいとする論議もある．しかしいずれにせよ期待値が小さいマス目の割合があまりにも多いと，計算されるχ^2値の分布がχ^2分布で近似できなくなる．組み合わせる二つのアイテムの単純集計（周辺分布）のうち，最も小さいものが組み合わさるマス目の期待値を算出し，それが5未満かどうかを見て，もしそうであればほかのマス目についても確認して判断する．しかし期待値が小さいために検定できな

いという結論に達した場合，安易にカテゴリーを合併することは避けるべきである．それは調査の前提条件をこわすことになるし，「無理やり」有意差を出したところで，意味はない．そのような場合には，その標本数では検定することが無理なのである．

多くのカテゴリーをもつクロス表の χ^2 検定は，表全体としての有意性を検定する．したがってこれによって有意性を確認した場合，その有意性がどのカテゴリーで生じているかを見るには，前項のone-way ANOVAで多重比較をした場合と同じく，その有意水準に対する配慮が必要である．これについてもいろいろな方法が提唱されている．詳しい方法などは他の参考書を参照していただきたい．

(3) 四分表の検定

四分表というのは，［あり―なし］，［男―女］のような2分類の名義尺度のクロス集計表のことである．組み合わせのマス目が四つなのでこう呼ばれる．四分表の検定にももちろん自由度1の χ^2 検定を用いるが，この表に特有の方法もある．一つは前項で述べた期待値が小さい場合の補正法として，Yatesの補正がある．あるマス目の期待値が5より小さい場合には，計算される χ^2 値を少し小さく見積もる方法である．

期待値が小さい場合に用いられるもう一つの方法は，Fisherの直接確率法（Fisher's exact test）による検定と呼ばれ，これには χ^2 値を全く使わない．周辺分布が固定された場合，特定の度数の配置が現れる確率を直接計算することができる．そして検定したい観察値と，それ以上差の大きくなる方向の度数の配置の出現確率を足し合わせた値が有意水準を満たすかどうかを検討する．

(4) 変化についての検定（対応のある名義尺度に関する検定）

研修の前後で意見が変わったか，治療の前後で反応が変化したかなど，同一の対象から二つの質的データが得られる場合，その変化が有意かどうかを検定する方法がある．これはMcNemar検定または変化の顕著性についての検定と呼ばれる．この検定は前後で異なる反応を示したものだけに

着目し，逆方向に変化した数が等しいとみなせるか否かについて検定する．これを拡張して3群以上について比較する方法も提案されており，それはCochranのQ検定という．

(5) 二項検定

ある現象の出現頻度が，理論上予測される頻度や一般に知られている頻度（母比率）と異なるか否かについて検定したい場合には，二項検定（binominal-test）をもちいる．この検定は，母比率が分かっているときに，ある現象がある比率で観察される確率が二項分布に従うことを利用する．この分布は標本数が多くなると正規分布に近似することが知られている．

7. 統計的仮説検定の応用にあたって

本章では位置と分布の差を検定するための方法を，大雑把にさらってみた．最初にも述べたように検定の方法は，研究計画を立てたときにすでに決まっているはずのものである．どのような尺度で測られた，どのような性質をもつデータの，どのような側面を比較するかというのは，研究の眼目である．ここでは主に，よく使われている方法の考えかたと，使用にあたっての注意点について述べた．統計的仮説検定の誤用や検定結果の誤読は，主に考えかたや前提条件を誤解していたり，知らなかったりすることから起こっているように思われたからである．本章の内容については，まだ足りない部分が多くある．多数のクロス集計表を比較したり，総合的に判断したい場合のやりかたなどもその一つである．またここに述べた方法の外にも，いろいろな場合に特別に考えられた特殊な検定の方法もある．どのようにデータを解析し検定していくか，迷ったり分からなくなったときには，月並みだが，専門家に相談することをお勧めする．それも，研究計画を立てる段階で討論することが，お互いにとって最も効率がよいことを申し添えておく．

第6章
測定尺度の信頼性と妥当性

　何らかの事象をデータ化するとき，ものさしが用意されているとは限らない．研究計画の項で例にあげた「回復スケール」（第1章）のように，測定尺度の作成から始めなくてはならない場合もある．たとえば心理学の領域では，さまざまな心理テストが作成され，用いられている．それらはなんらかの仮説に基づいて，ある特定の心理的な負荷の強さや，現われている症状の程度，心理状態の投影などを測定する道具として使われる．量的にも扱えるように工夫された，なんらかの得点を得るためのものもあるし，質的な判定だけを得られるものもある．いずれにせよ心理テストによる測定では，血圧や血糖値を測るような場合と違って，測られる対象となるものは，もともとの仮定や視点によって生じるともいえるものであり，また実際に存在することは証明できないかもしれないという限界があることを，まず銘記しておくべきであろう．もちろんこれは，学力テストで測られる知的な能力や，適性検査などと同じで，それだからといって意味がないというのではない．むしろ，「ものさし」を設定することは，その仮定や視点を明確に示すことであり，それらの仮定や視点を，より共有しやすくするであろう．そのものさしの意味はその有用性が証明されることによって，後からついてくることになる場合もあり得る．

1. 測定尺度について

　棒の長さを目盛り付きの定規で測るような場合は，測定尺度（ものさし）

と実際に測られるもの（長さ）の対応は，直接の対応であり，はっきりしている．しかし実際には，特に心理学や精神医学の分野では，本当に測りたいものを，いかに現実に測定可能なものさしにのるようにするかの工夫が必要であることが多い．重さを測る場合にも，天秤の片側に重さの分かっている分銅をのせ，もう片側のものとつり合わせて重さを測るのは，直接重さの対応を見ているのだが，重さに比例してのびるばねの長さを測って，重さを推定するという工夫をしたときには，ばねが重さに比例するのびを示すという仮定が必要である．もっともこれは，客観的な実験によって，確認することのできる仮定である．しかし心理検査のように，被験者や測定者の主観にある程度頼らざるを得ない場合には，測りたいものがどのように実際測るものさしに映しだされるかについて，仮説を立てることがどうしても必要である．そして多くの場合，その仮説自身の妥当性を直接検証することはできない．なぜならば，その背後に仮定される真の値を測る，絶対的な方法がないからである．しかしそれだからといって，どんな仮説を立てても妥当かというと，そうではない．逆に確認できる限りの**妥当性**（validity）と，尺度（ものさし）としての**信頼性**（reliability）は，確認することが常に必要である．それはそのものさしを使用するときの，有用性と限界を示すものである．

2.「ものさし」作りの考えかた

CMI（Cornell Medical Index）やMMPI（Minnesota Multiphasic Personality Inventry），Y—G（矢田部—ギルフォード）性格検査など，自記式の健康度調査表や性格検査法では，［はい，いいえ］に［1, 0］を割り当てたり，［はい，多分，いいえ］に［2, 1, 0］を充てたりして，それを足す合わせた得点が算出される．その値は，厳密にいえば，間隔尺度ではない．質問票を構成するそれぞれの項目が等しい重みをもっているかどうかは，分からないからである．しかしそれが分からないからといって，得点が無意味であることにはならない．たとえばCMIは，200項目近い一定の自覚症状のリストである．これに対して，いくつの項目に「はい」と

反応するかは，その数自体が正確にその人の病気の重さを反映するわけではない．むしろその総反応数は，そのような質問への反応の敏感度を反映するのであろう．しかしその数を得点として間隔尺度と「みなし」，それを使って，スクリーニングをしたり，群別の（たとえば性別の）平均得点を比較することには，意味のある場合もある．もともとが仮説から出発するような「ものさし」は，絶対的な正当性を証明することはできない．それは妥当性の充分な検討と，なによりも結果の有用性から，その「ものさし」が「使える」かどうか，検証されていくものなのであろう．

質問票を構成する項目の相対的な重みの差という問題に関しては，二通りの接近法がある．一つは，すでに述べたようにとにかく各項目の重みが等しいと仮定して算出された得点の意味付けを，別の面から検討することである．他の知見と突き合わせて充分に意味のある数値が算出されるなら，実用上問題はないということになるであろう．もう一つは，なんらかの基準となる他の測定値との関連が最も高くなるように，総合得点の算出法，各項目への重み付けの量を計算するという考えかたである．これは，多変量解析の考えかたの中で，外的基準がある場合に相当する．第8章でまた説明するが，重回帰分析，判別分析，林の数量化1類，2類，多重ロジスティック分析などがこのようなときに使える方法である．このような方法は，理論的には可能なことが分かっていたが，実際にはコンピュータが実用化されてはじめて現実的に用いることができるようになった．現在では，ソフトウェアによっては項目数や標本数に制限がある場合もあるが，パーソナルコンピュータでも充分に処理が可能である．

しかしこのような統計的な方法を用いても，もとの質問票に含まれる項目による限界を越えることができないことはいうまでもない．これは当然のことであるが，数字が手に入ってしまうと，つい忘れられがちであるように思われる．たとえば性格テストの項目を選ぶときに，同じような性格を表現すると思われる質問を，いくつ，どのように選定して項目群を構成するかの妥当性を誤ると，どんなにすばらしい統計的な処理方法を用いても，偏りのある結果しか得られない．妥当な項目選定のすべてを統計的処理に任せることはできないのである．そこで，次に述べる妥当性の検討が

意味を持ってくる．

3. 妥当性の検討：DIB (Diagnostic Interview for Borderlines) の妥当性検討を例として

　DIBは境界パーソナリティを診断するための道具として，ハーバード大学のガンダーソン教授によって開発された，診断面接質問紙である．精神科の診断では客観的検査指標がほとんどないので，面接から得られた情報を，再現性のある測定値として標準化することには大きな意味がある．DIBは要するに境界パーソナリティ病理の程度を，0から10点の点数として測定できるように工夫された質問紙である．そして7点以上が，臨床診断として境界パーソナリティありとみなしてよいとされている．この質問紙に関して，どのような妥当性が検討されたかを説明しながら，妥当性の考えかたを説明してみたい．

(1) 内容妥当性 (content validity)

　内容妥当性とは，測定したいものと，実際に測定する項目の整合性のことである．たとえば数学の能力を測るために，計算問題をだすのは妥当だが，英語の読解問題をだすのは妥当ではない．また計算問題だけで数学の能力を測るのも，妥当ではない．つまり，測定したいものに対して，測定項目が必要かつ充分であるか否かということである．DIBについていえば，境界パーソナリティの特徴を測定するのに必要な項目が，もれなくまた余計なものもなく，質問紙の中に揃っているかどうか，ということである．そのためにDIBが作られる第1段階としてそれまでの境界パーソナリティについての論文がリビューされ，初診時に観察される境界パーソナリティの診断に役立つ特徴が収集され，次の6領域に整理された．
①抑うつまたは怒りとして現われる激しい感情の存在．
②衝動的行為の既往歴．
③ある程度社会適応はあるが，表面的で達成度が低い．
④短期の精神病体験．

⑤構造化されない心理テストに現れる精神病的反応.
⑥対人関係の不安定（一時的表面的関係から全くの依存へと揺れ動く）.

　これによって，それまでの研究からみて境界パーソナリティという臨床単位を設定することの根拠となる，臨床的な所見はほぼ集約されたものと思われる．DIBはこのうちの⑤を除いた5領域に関する情報を系統的に質問し，得点がつけられるようになっている．最終的に選定された項目をどのように抽出したかは原著者の論文でも定かではないが，少なくともその時点までの知見に照らして，必要な項目でありながら抜けているものはなく，あまり関係のない項目は含まれてはいないといってよいであろう．これによってDIBの内容妥当性は検討され，ほぼ満足すべきものであるといえるであろう．

(2) 基準関連妥当性 (criterion-related validity)

　自分が今，測りたいと思う対象（現象，状況など）を測る方法がすでに存在する時には，それを用いて新しいものさしの妥当性を検討することができる．これを**基準関連妥当性**の検討という．すでに測りかたがあるなら新しいものは必要ないともいえるが，より精密に測定したり，また既存の方法が時間がかかったり，被験者に大きな負担をかけるような場合には，それと同等のより簡単な負担の少ない方法を考案することには意味がある．たとえば血圧は正しくは動脈の中を流れている血液のもつ圧力を直接測定することにより得られる．しかしこの方法は，簡単にできるものではないし，患者にも苦痛と負荷をかけることになる．これをより簡単に測れるようにしたのが，いわゆる血圧計である．これによって測られる値と直接測った値が，ある程度以上の相関を示すことが分かれば，それは基準関連妥当性を満たすことになる．しかしどんな場合にもこの例のような基準が測定できるわけではない．

　基準関連妥当性の一つに，**予測妥当性**（predictive validity）がある．これはある測定法が，その後に起こる事態を適切に予測するために用いることができるかどうかで判断される．たとえば入学試験は，入学後の成績をどの程度予測できるかによって，その予測妥当性がある程度分かる．ま

た適性検査は，実際に職業に就いたときの能率や満足度によって，予測妥当性を与えられる．またある病気にかかりやすい性格傾向を測る性格テストの予測妥当性を検討するならば，そのような性格傾向が強い人と弱い人を追跡調査して，その病気の発生率に差があるか否かをみなくてはならない．

　DIBは境界パーソナリティを測るものさしの一つとして作成された．その他の測定法には，いわゆる臨床診断，DSM―Ⅲ（アメリカ合衆国精神医学会による精神障害診断マニュアル）第2軸（人格障害）による診断，カーンバーグの構造面接による診断等がある．しかしいずれも境界パーソナリティ病理の有無を判断するのみであり，DIBのように境界パーソナリティの程度を示す得点が得られるわけではない．またこれらはどれも，DIBより正確に境界パーソナリティを診断しているという保証はない．このように他に測定方法はあるが，測りかたや目的が少し異なっているような場合でも，それを用いて新しいものさしの妥当性を把握することができる．DIBの場合，得点そのものの妥当性は検討できないが，0から10点のどこに分割点を設定すれば，妥当な境界パーソナリティの診断が可能か，また他の方法とどの程度の一致を見るかという検討には，他の診断分類法が利用できる．二つ以上の測定法があって（どちらがより真実に近いといえない場合でも），一方を他方の妥当性の検討に用いることを，**併存的妥当性**（concurrent validity）の検討という．他の測定法がある場合，それを外的基準として判別分析や回帰分析をすることもできる．しかしこれは併存的妥当性の検討というよりは，ものさしの構成そのものを決めるための作業に用いられる．すなわち，併存的妥当性がもっとも高くなるように，ものさしを構成するという考えかたに従うものである．

　基準関連妥当性の検討は，「測りたいもの」をその「ものさし」が測っているということを，さまざまな方法で確認する作業である．前にも述べたように，これが完璧に満たされることはまずないといってよいであろうが，どこまで確認できるかによって，どこまで安心してそのものさしを使えるかが決まることになろう．

（3）構成概念妥当性

この妥当性はものさしを構成する項目が，最初に仮定された仮説に対応して組み立てられているかを見る，いわばものさしの内部の項目間の関連性などを検討するという考えかたで，次に述べる信頼性，内部一貫性などに通じる考えかたである．ここでは，因子分析（第8章）が用いられたり［**因子的妥当性**（factorial validity）］，ある外的な分類の違いによって得点に合理的な分布の差が見られるか否かを見たり［**弁別的（判別的）妥当性**（discriminant validity）］する．しかし，この妥当性に関してはさまざまな論議がなされており，どのような方法を用いるのが最適か，どのような方法で確認すれば充分かは，決まった方式があるわけではない．

DIBの場合には，あらかじめ五つの領域が設定されているので，5因子を仮定した因子分析が行なわれて，因子的妥当性が検討されている．これに関しては，追試として行なわれた研究から新しい展開が見られ，現在DIBはDIB―Rに改定されている．最初に仮定された5分野の重みを等しくするのではなく，衝動性と対人関係により多くの重要性を持たせ，因子を四つにするほうが，より妥当な測定尺度になると結論された．因子分析法については第8章で説明する．

4．信頼性の検討

信頼性には二つの側面がある．それは内部一貫性と再現性である．内部一貫性とは，いくつかの項目を総合して，一つのものさしとなる値を構成したとき，個々の項目が，測定の目的に応じて一貫した方向性をもっているかということである．また再現性とは，同じ対象を繰り返して測定したとき，同じ結果が得られるかどうかと，測定者の主観が測定に大きな意味を持つときには，異なる測定者が測定した同じ対象が，同じ測定値を持つかということである．

（1）内部一貫性にかかわる信頼性

信頼性係数で最も一般的に用いられるのは，Cronbachのα信頼性係数

と呼ばれる．これは，いくつかの設問に対する得点が，合計されて総得点となるとき，足される要素となる各設問の得点のばらつき（分散）の和が，総得点のばらつき（分散）のなかで，どのくらいの割合を占めるかから，計算される．a 係数は0から1の間の値をとり，各得点間の相関がおおむね高く，総得点の高いものはどの得点も高いという場合，a 係数は大きくなる．計算法は他の文献を参照していただきたい．

　これと同様の考えかたとして，主成分分析という多変量解析（第8章）の一つの方法を用いて，θ 係数が計算できる．主成分分析とは，いくつかの得点から重み付きの和として総得点を算出する際に，総得点と個々の得点の相関の総和が最も大きくなるような条件で，各得点に重み付けして総得点を算出する方法である．そのとき，一番最初に算出される第1主成分が，全体の値のばらつきをどれだけ説明し得るかということが，a 係数の場合と同様の信頼性の目安となる．なぜならば，個々の項目の得点間の相関が高いほど，つまり，高い点がつく人はどの項目でも高く，低い点の人はどの項目でも低いとき，第1主成分による説明力が大きくなるからである．これに関しては，多変量解析について解説するときに，改めてもう一度説明する．

(2) 再現性にかかわる信頼性
①再テスト法による信頼性（test-retest reliability）

　同じ対象に同じ方法で測定を行なったとき，同じ値が得られることは，その測定法の信頼性の一つの側面である．しかし，心理テストのように，面接や自記によって，ある質問に対する回答を求めるような場合には，時期的にあまり近接して繰り返すと，記憶が残っていて，意味ある測定値が得られない場合がある．また，あまり間をあけてしまうと，測定したい状態そのものが変わってしまうことがあり得る．したがって，再テスト法はいつも使えるとは限らないし，使用にあたって注意が必要なことがある．

②平行テスト法（parallel test）あるいは折半法（split-half あるいはsplit-half method）による信頼性

　同じ目的をもつテストを同時に二つ実施することによって，信頼性を確

認するやりかたを，平行テスト法という．また，多くの項目によって構成されるテストの場合，項目をランダムに2分して，それぞれが同じ傾向を示すとき，やはり信頼性（再現性）の目安となる．この方法の問題点は，多くの項目をテストに含める必要があること，項目の分けかたが一通りではないことなどである．折半法による信頼性を算出する時には，普通，奇偶法（奇数番号の項目と偶数番号の項目に2分する方法）が用いられる．また二つに分けるすべての組み合わせを考えにいれて，折半法による信頼性を推定しようという考えかたもある．

③評価者間信頼性（inter-rater reliability）

測定される得点が，評価者の主観にたよる部分が大きいとき，主観による評価を共有する作業が必要である．マニュアルや症例検討などを用いて，評価基準を統一した上で，同一の対象を独立に測定し，その一致度を見るのが，評価者間信頼性の検討である．得点が算出される場合には，ピアソンの積率相関係数 r，級内相関（intraclass R）などが用いられ，分類の場合には，κ 統計量が用いられることが多い（第7章参照）．κ 統計量は，二人の評価者の評価の分類が一致した数から，周辺分布から当然予想される一致数（期待値）を差し引いた数を，一致度の目安とするという考えかたである．それは対象の評価が片方の分類に偏っている場合に，単なる一致度（全数の中で二つの評価が一致しているものの割合）が見かけ上高くなるからである．

5. 信頼性と妥当性の意味するところ

統計的な方法の応用は何かを測ることから始まる．測ることは，もちろん主観的な基準によるものでもよい．主観的な測定法は，特に精神科の領域では欠かせない方法であり，測定者が「ものさし（測定器）」そのものになる．しかしそうなるとその「ものさし」は世界に一つしかないし，その測定者の死とともに消滅してしまい，結局ものさしとしての意味をなさない．これにものさしとしての意味を与えるためには，主観を共有することができるように工夫するしかない．その方法の一つが尺度化なのである．

もちろん共有化の方法はこれだけではない．徒弟制度での技術やノウハウの伝達のように，必ずしも伝達や共有化に言葉や数量化は必要ないともいえる．しかし客観性や再現性を重視するならば，すなわち科学的であろうとすれば，言語化ないし記号化は欠かせない手続きであろう．そして主観を共有化しようとする背景には，その主観が普遍化される価値があるだろうという，研究者の確信があるはずなのである．それはその研究の独創性であり，研究者のオリジナリティにかかわる問題なのである．それがなければ，単なる知的な遊びになってしまうだろう．そして臨床研究では特に，それが「役に立つ」か否かで最終的には評価することができるし，またその方法しかないともいえる．

共有化の手続きとしては，まずある仮説を設定して，その仮説にしたがって測定が行なえるようにする．そしてその測定法を用いてみて，測定法の有用性を検討し，最終的にはその方法と仮説そのものの妥当性を明らかにしていく．したがって，妥当性は最初からすべてが検討できるわけではない．しかし最初の段階でできる限りの妥当性検討を行なうことは，大きな意味を持つ．なぜならば，そのことによってこそ，考えかたを共有するための視点の呈示ができるからであり，常に共有可能なのはどのレベルの主観的な観察なのかを点検することができるからである．

先に挙げたDIBの例では，たとえば衝動性ということに関して評価するために，五つの評価項目を得点化する．実際には衝動性を示すと思われる14項目について質問し，その経験の有無と頻度に関する患者の答えから評価がなされる．14項目の中から例をあげれば—「薬で自殺を図ったことがありますか」「自殺すると人を脅したことがありますか」「自殺するつもりでなく自分を傷つけたことがありますか」—などが患者への直接の質問項目である．このような質問から，患者が実際にそのような経験を持っているか，その頻度が多いか否かを判断することは，そんなに特殊な技術を必要としないであろう．DIBではこれらの質問への回答をからDIBとしての衝動性を判断するための5項目の得点を3段階評価する視点が示され，それに従ってDIBの衝動性セクションの得点化がなされる．このようにして，主観や観察結果が一定の視点の下に共有可能になる．

主観を共有可能にするためには，その提案者がまずはっきりとその判定基準を伝達可能な形で表現できなくてはならない．それは仮説そのものの分かりやすさや妥当性にはじまって，なにをどのように観察するか，記述的に把握できる現象のどれをどの程度，測定の基礎とするかが，歪みなく伝えられなくてはならない．逆にそれがあってはじめて，共有の可能性が生まれ，信頼性や妥当性の検討が意味を持ってくる．

　信頼性の検討は，妥当性検討以前の，必要条件であるともいえよう．ものさしであるからには，同じものは同じように測られなくてはならないし，一貫性のあるものでなくてはならない．その保証があった上で，妥当性の検討が意味を持ってくる．そして信頼性妥当性の検討を経た測定値を用いることによって，他の研究者による追試や，研究成果の蓄積も可能になる．このことが現象を数量化・記号化して測定し，統計的方法を用いることの一つの，しかし大きな有用性であろう．

第7章
関連性の見かたと因果関係

　臨床研究に統計的方法を用いる目的は，実態を数字として把握することばかりでなく，ある現象に影響を与える要因を見いだしたいということも多い．実態の把握は記述統計のレベルで充分であろうが，ある現象に影響を与える要因を発見するためには，データとして把握された項目の間の関連性を見ることが必要である．二つの項目の間の関連性とは，一方の項目の測定値によってもう一方の項目の測定値がどの程度定まるか，ということである．関連性が完全であれば，一方の値さえ分かれば，もう一方の値も決まる．全く関連がないということは，一方の値が定まっても，もう一方の値がどうなるかが全く予測できない．関連性の強さを測るための統計量はいろいろな場合に応じていくつかあるが，完全に関連するときには1，全く無関係のとき0となるように工夫されているものが多い．

　いうまでもなく，関連がある（相関関係が見られる）ということは，必ずしも因果関係があることを意味しない．因果関係があれば，必ず相関関係は観察されるであろうが，相関関係があるからといって因果関係が存在するとは限らない．これは特に疫学研究では常に戒められる要点なのだが，関連性から因果関係をどのように推測していくかは，定まった手続きがあるわけではない．つまり，関連性（相関）はいま目の前にあるデータから把握することができるが，それが因果関係にまで到達し得る相関であるか否かは，そのデータだけでは決められないことも多い．先行する研究の知見，医学やその他の学問分野での知見，および因果関係の立証へ向けての研究の積み重ねなどがあってはじめて，因果関係に言及できるのである．

	比・間隔尺度	順序尺度	名義尺度
比・間隔尺度	ピアソンの積率相関関数		
順序尺度	↓	順位相関係数（スピアマン・ケンドール）	
名義尺度	相関比 点双列相関係数等	←	関連係数（複数）（φ・クラメールなど）

表7-1　関連性を見るための係数

本章では関連性の強さを見るためのいくつかの方法とその考えかたについて解説し，疫学的因果関係についても簡単に説明した．

1. 相関係数と関連係数

　二つの変量の間の関連性の強さを現わす数値の計算法は，いくつか考えられている．これを測定値の尺度の種類の組み合わせによって分類すると表7-1のようになる．このうちの代表的なものを次に説明しよう．

(1) ピアソンの積率相関係数
　　（Pearson's product moment correlation coefficient）
　普通，相関係数といえば**ピアソンの積率相関係数**のことである．この係数を表現する記号としては通常小文字の r が用いられる．二つの量的に測られた変数の間の関連性の強さを，マイナス1からプラス1の間の値として算出する．この係数の絶対値が1に近いほど関連性は強く，その符号は関連性の方向を示す．すなわち，片方が大きくなるともう一方が大きくなるという関連ならプラス，片方が大きくなるともう一方が小さくなるという関連ならマイナスとなる．この相関係数は，二つの変量の間の**共分散**

(covariance)という値を，それぞれの変数の標準偏差の積で割って算出される．共分散とは，二つの変量について，個々のデータから各々の平均値を引いた差（平均からの偏差・符号付き）を掛け合わせたものを，すべての対象について足し合わせ，それを標本数で割った値である．この値は，一方の平均からの偏差がプラスの対象ではもう一方の平均からの偏差もプラスであり，一方の平均からの偏差がマイナスの対象ではもう一方もマイナスという組み合わせであれば，それを掛け合わせたものはともにプラスとなり，足し合わせたものの値は大きくなる．逆に一方の平均からの偏差がプラスのとき他方はマイナスあるいはその逆という組み合わせが多ければ，足し合わせたものはマイナスで絶対値が大きくなる．そして平均からの偏差の符号の組み合わせがばらばらであれば，足した値は0に近付くであろう．したがって，この値を関連性の目安とすることができるが，データの数値の大きさに左右されるので，それぞれの変数の標準偏差で割ることによって，最大値を±1に揃えて相関係数とすることになる．

　ピアソンの相関係数の検定は，基本的には無相関の検定である．つまり母集団における相関（母相関）が0であるという帰無仮説を検定する．したがってこれによって有意となった場合には，相関が「0ではない」ということであって，「高い相関がある」ことを保証するわけではない．検定は，［観察された相関係数と，標本数から2を引いた数の平方根を掛けた値］を，［観察された相関係数の2乗を1から引いた値の平方根］で割った値が，自由度が［標本数から2を引いた値］のt分布をすることを利用して行なう．ほかに「母相関がある一定の値である」ことを帰無仮説とする検定もある．

　参考のために，標本数がいずれも100で，相関係数が0.8，0.4，0.2の場合の相関図（散布図，scattergram）の例を図示した（図7-1）．それぞれの相関係数の値が，どの程度のデータのばらつきを背景に持つかを，実感としてつかんでいただけるだろう．標本数が100あれば，相関係数は0.2でも無相関の仮説は棄却され，有意の相関ありということになる．また，特殊な場合だが，図7-2のように一つだけ飛び離れた値があるとき，相関係数は非常に高くなる．この例では0.95で，1に非常に近い．しかし，飛び

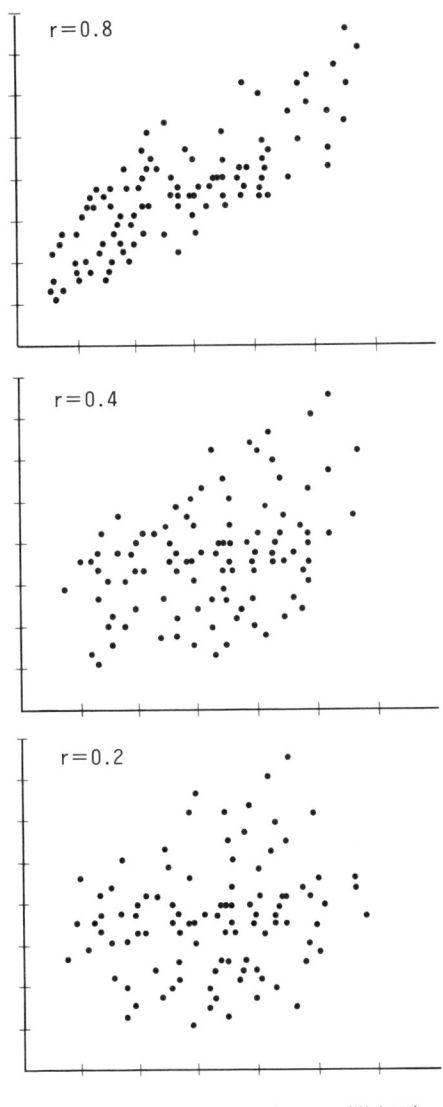

図7-1 相関係数の異なる相関図（散布図）

離れた一つの値を除いて相関係数を計算すると0.01にも満たない小さな値になる．このどちらを見るべきデータとして扱うかは，統計学的に決めら

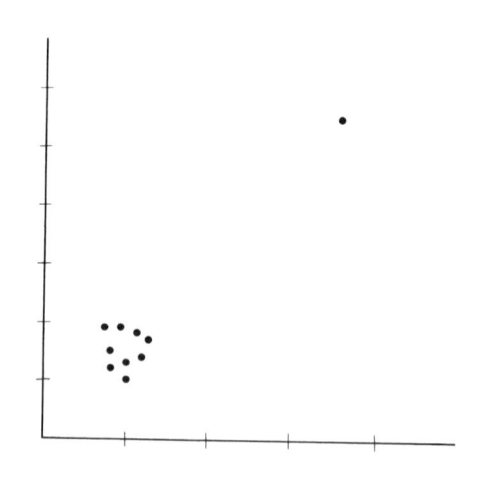

図7-2 飛び離れた値のある相関図（散布図）

れるものではなく，そのデータの意味と関連性を見ることの意義がどのようであるかによって定まることになる．記述統計的にデータを眺めることなく分析をすすめると，このような問題点は見逃され，高い相関係数だけが独り歩きを始めてしまうことがある．

　ピアソンの積率相関係数は，基本的には二つの量的な変数間の関連性の指標であるので，アイテム―カテゴリーデータには応用できない．しかし例外的にカテゴリー数が2（2分法）の場合，数値として各カテゴリーに0と1を当てはめて，同様に計算した値を用いることがある．相関係数をとりたい二つの変量の一方が2分法のデータ，もう一方が量的なデータの場合は**点双列相関係数**，両方とも2分法のデータの場合は**四分点相関係数**と呼ぶ．また，順序尺度で測られたデータと量的データの相関を，この方法で算出した場合には，順序尺度を間隔尺度と仮定していることを忘れてはならない．したがって，その仮定が成り立ちそうもないときには，使用すべきではない．またそのような場合，検定しても意味がないことはもちろんである．

　また，この相関係数は，二つのデータの間の直線的な関連の強さを現わ

す．したがって散布図を描いたときに曲線的にきれいにつながって分布するデータであっても，相関係数は大きくなるとは限らない．曲線的な相関関係を見たいときには，次に述べる相関比を利用することもある．

(2) 相関比（correlation ratio）

　関連を見たい二つの変数の一方が量的なデータであって，もう一方が質的な分類（カテゴリー数3以上）である場合，関連性は**相関比**と呼ばれる値によって現わすことができる．その考えかたは，one-way ANOVA（一元配置分散分析・第5章）と同様である．すなわち群分けをしないときの，全体の量的データのばらつき（全変動）は，群ごとの平均値のばらつきに起因する級間変動と，群の中での個々のデータのばらつきに起因する級内変動の和である．そこで，群ごとの平均値のばらつきに起因する部分が相対的に大きければ，群の分類によって量的なデータの分布が大きく異なることになり，関連が強いといえるだろう．逆に群ごとの平均値のばらつきが小さければ，関連は弱いといってよい．つまり級間変動を全変動で割った値の平方根が相関比と呼ばれる関連性の係数である．この値は0から1の間の値をとる．質的なデータの順序には意味がないので，相関の方向性を考えることはできないからである．この値の無相関の検定は，量的データが群ごとに独立に正規分布に従うという前提のもとで，［〈標本数から群の数を引いた数〉と〈相関比の2乗〉の積］を，［〈1から相関比の2乗を引いた値〉と〈群の数から1を引いた数〉の積］で割った値が，第1自由度が群の数から1を引いた数，第2自由度が標本数から群の数を引いた数のF分布をすることを利用して行なう．

　この値は，曲線的な相関をしている二つの量的データの相関の強さを見るために使われることもある．すなわち，一方の量的データをいくつかに区切って群にわけ，その群ごとにもう一方の値の分布を見れば，相関比を取ることができる．

(3) 順位相関（rank correlation）という考えかた

　量的に測られていない二つのデータの間の関連性を見るためには，さま

ざまな工夫がなされている．その工夫は測定尺度が順序尺度であるか名義尺度であるかによって異なる．まず量的（間隔尺度，比尺度）データにより近い，順序尺度の関連を見る工夫から説明しよう．

順序尺度には二つの側面がある．一つは［はい，たぶん，いいえ］に対して1，2，3，の数値を与えるような場合である．このようなデータは同順位（タイ）がたくさんあるものとして扱うことができる．もう一つは対象の集団の中でのなんらかの順位をつける場合である．これには成績とか身長のような数値データを背景にもっている場合もあるが，ある人にとって好ましい順のような，最初から順位として与えられる場合もある．

順序尺度で測られたデータの関連性を見るには，順位相関という考えかたが使われる．すなわち，大きさの順序だけは保証されているので，その順序の並びかたが同じか，正反対か，ばらばらかということによって関連の強さを見ることができる．順序尺度の相関係数の主なものに，**スピアマンの順位相関係数** r_s (Spearman's rank correlation coefficient) と，**ケンドールの順位相関係数** τ （タウ）(Kendall's rank correlation coefficient) という二つの方法がある．

まずスピアマンの順位相関係数は，二つの順位数の差に注目する．差の絶対値が小さいものが多いことは正の相関を示唆し，全く逆の順位を持つときには，この差の2乗和が最大になるので，これを利用すれば，ピアソンの相関係数と同様に，正負の相関を現わすことができる．この係数の計算法は，実際には順位数をそのまま使ってピアソンの積率相関係数を計算したものと一致する．検定の方法も，標本数が多い（30以上）場合にはピアソンの相関係数と同様の方法で行なうことができる．標本数が29以下の場合には専用の表が用意されている．

ケンドールの順位相関は，これとは異なった考えかたに立っている．すなわち，標本集団を構成する個々の対象を二つずつとったあらゆる組み合わせを想定する．その組み合わせにおいて二つの順位数を比べ，同じ方向の順位付けがされているか，逆の順位付けがされているかを見る．この順位付けの方向による分類が，正負同数に近ければ相関は低く，数に差があれば相関は高いといえるであろう．順位付けの方向が一致している組み合

わせの数から，順位付けの方向が一致しない組み合わせの数を引いた値を，すべての組み合わせの数で割った値がケンドールの順位相関係数 τ である．この係数に関しても，標本数が10以下のときには表が用意され，それ以上の場合にはピアソンの相関係数やスピアマンの相関係数と同様の計算式がある．

(4) 関連係数 (coefficient of association)

　データが量的尺度でも順序尺度でもないときに，二つのデータの間の関連性を見る方法はさまざまに工夫されている．まず，カイ2乗検定に用いられる統計量は，関連性の強さを見るのにも応用することができる．カイ2乗検定では，周辺分布からクロス表の一つのマス目に入るべき数値（期待値）を計算し，その観察値とのずれを元にして各マス目のデータの偏りの目安とする．一方の項目のカテゴリー毎に，もう一方の項目のカテゴリーの分布に差があれば期待値との差は大きくなり，分布に差がなければ0に近付くであろう．期待値とのずれが大きいほど，双方の項目の関連性は強いといってよい．なぜならば，一方の項目のカテゴリーが決まれば，もう一方の項目のカテゴリーも期待値以上にどれかに偏ることだからである．

　しかしカイ2乗検定に用いられる値は，標本数とともに大きさを増す．したがって関連性の目安としてみるには標本数で割る必要がある．この値の平方根が，ϕ（ファイ）係数と呼ばれる関連係数の一つである．この値の最大値は関連を見た二つの項目のカテゴリー数の小さいほうの値から1を引いたものになる．したがって最大の関連を示す値を1にするために，ファイ係数の2乗をカテゴリー数の小さいほうから1を引いた値で割ったものを用いることが多い．これが，クラメールの関連係数 (Cramer's measure of association) と呼ばれる．元々の定義はこれでよいのだが，この値の平方根をとったほうが，他の係数の次元と一致するので，それを用いることが多い．これらの関連係数の有意性は，クロス集計表のカイ2乗検定が行なわれているはずなので，それを見れば充分であろう．

2．一致率の問題

　二人の診断や一つのことについての前後の判断が，どの程度一致しているかを検討したい場合がある．これは関連性を見るといっても，特殊な場合であり，前回の検定法の選択でとりあげた対応あるデータの比較である．**一致率**とは，二つの測定値を比較して，同一の測定値を持つものが全体のどの程度の割合存在するかということである．単純にはこれでよいのだが，項目のカテゴリー間の分布が偏っていて，一つのカテゴリーに大部分が集中するような場合には，見かけ上一致率が高くなるという弊害が指摘されてきた．周辺分布から当然期待される一致数（期待一致数）が存在するからである．これを修正するために工夫されたのが κ（カッパ）統計量（kappa statistic）である．κ は，［観察された一致率から期待一致率（期待一致数を全数で割った値）を引いた値］を，［期待一致率を1から引いた値］で割った数値である．もし κ が0であれば，偶然に起こる一致度と等しいことを意味し，正ならば偶然よりは高い一致度を，負ならば偶然よりも低い一致度を示すことになる．κ の有意性は検定することができる．また重み付けをした場合，評価者が3人以上にまで一般化した方法なども工夫されている．詳しくは参考書を参照していただきたい．

　量的なデータの一致度を見るには，**級内相関**（intraclass correlation coefficient, 群内相関ともいう）を用いることがある．この係数は級間平均平方和と級内平均平方和という値を算出し，それらの値を用いて計算する．データが2組の場合にはマイナス1からプラス1の間の値をとるが，データの組が3以上になると，マイナス方向の最大値（絶対値）は1より小さくなる．計算方法および検定法の詳細は参考書を参照していただきたい．また，相関係数も量的データの一致度の目安として用いることがあるが，相関係数が高くても必ずしも値は「一致」しないことがあるので，注意が必要である．たとえば常に一方の値が他方の値の半分であれば，相関係数は1となるが，値そのものは一致することはない．相関係数を用いた場合は，次に述べる直線回帰係数や，双方を同じ値で2分したときの四分表の一致度（κ など）を同時に検討するか，対応する値の差の平均値が0に近

いことを確認しておけばよい（対応するデータの平均値の差の検定）．

3. 回帰と最小2乗法という考えかた

　二つの量的データの間の関係で，一方が他方の説明に使えそうな場合がある．たとえば疼痛を訴える術後患者への鎮痛剤の投与量と睡眠時間の関係を想定してみよう．個々の睡眠時間は鎮痛剤の量によってのみ決まるわけではないが，多く投与されたほうが睡眠時間も長いという相関関係が見られたとしよう．その際に，睡眠時間の長さの変化のうちどのくらいの部分が，鎮痛剤の量の変化によって説明されるかが知りたいことがある．このような場合に用いられるのが，**回帰直線**（regression line）の当てはめ（直線回帰）という考えかたである．普通，横軸には影響を与える側の変数（**独立変数**）を，縦軸には影響を与えられる側の変数（**従属変数**）を当てるので，横軸が鎮痛剤投与量，縦軸が睡眠時間として散布図を描き，そこに直線を当てはめることになる．

　散布図に描かれた点の集まりに直線を当てはめる際に，もっとも妥当な直線の傾きと切片を決定するには，次のような考えかたを用いる．二つの値の間の関係としてある直線を想定すると，横軸のある測定値に対応して，その直線上の縦軸の値が決まる．この値は一般に実際のその測定値と組になった縦軸の値とは異なるであろう．そこで実際の測定値と回帰直線から予測される値の差が，全体としてもっとも小さくなるように直線を引けば，もっとも妥当な当てはめといえるだろう．実際にはその差をとって，正負の記号をなくすために2乗し，それを足し合わせた値が最少になるように，傾きと切片を計算することができる．これが**最小2乗法**（method of least squares）とよばれる考えかたである．実際に最小2乗法によって計算される回帰直線の傾きは，［共分散を横軸の変数の分散で割った値］であり，切片は，［縦軸の変数の平均値から，横軸の変数の平均値に「傾き」をかけた値を引いた値］となる．

　当てはめられた直線が，どの程度，実際の値と適合しているかの目安は，当てはめの標準誤差という考えかたを用いる．これには，当てはめる直線

を決めるときに基準となった，実際の測定値と予測値の差の2乗和を用いる．この値を実際に計算するには，[両方の変数の相関係数の2乗を1から引いた値の平方根]と，[縦軸の変数の標準偏差]をかけた値を算出すればよい．また，**決定係数**（coefficient of determination）という考えかたもある．これは実際には相関係数の2乗のことであるが，縦軸の変数の平均からの全変動のうち，回帰直線によって説明できる変動の割合を示す値でもある．

4. 疫学的因果関係の考えかた

疫学（epidemiology）は，集団における健康事象（疾患など）の観察から，その健康事象に影響を与える要因を見いだすための，基礎医学の一分野である．したがって疫学は，ある疾病についてその危険因子（risk factor）を見いだし，最終的にはその病因をつきとめるための方法論の一つである．もちろん病因の特定は疫学だけで達成することのできる仕事ではない．しかし一方の重要な方法論であることも確かである．具体的には，人間の集団の数量的観察から，病気の発生と相関する要因を見いだし，それが因果関係に結び付くものかどうかの検討をすることになる．集団を観察する際に有病率や罹患率が用いられることが多いので，疫学とは有病率や罹患率を得るための方法論と思われやすいが，それは手段にすぎない．相関関係から最終的には因果関係へと焦点を絞っていくことが，疫学の目的である．それを見いだしていく手順は，因果関係をどのようなものととらえるかの考えかたによって左右される部分がある．したがって一般的な説明は難しいが，その考えかたを説明してみたい．

まず一つの例として有名なコレラに関するスノウの業績を多少単純化してとりあげてみよう．これは疫学では常に出発点として語られる有名な話でもある．スノウは19世紀のイギリスの医師である．ある年にロンドンでコレラの流行があった．スノウは患者が発生した時間と場所を地図の上に記録することによって，コレラの発生地域が限られており，それが特定の給水システムと関連することを見いだした．具体的には一つの共同井戸

である．これを使用禁止にすることにより，その地域の流行は終焉した．これが最も単純な疫学的因果関係の証明方法である．現代では，（感染症ではないが）スモン病とキノホルム剤の販売禁止の関係もこれにあたるといってよい．昭和30年台から大流行したスモン病は，昭和47年にキノホルム剤が販売されなくなってからは発生をみていない．スノウの業績の大きな意義は，それがコレラ菌の発見以前であったことである．井戸水の中のなにが原因なのかが特定されなくても，すなわちコレラ菌の存在は分からなくても，病気の流行をくいとめることが可能であった．原因は特定の井戸水であるというレベルでも，対策を立てるのには充分だった．このように対策という面を重視するなら，「井戸を発見する」レベルでも疫学的には十分に役立つ知見となり得る．

　しかしもう一方では，たとえば分裂病の発生に家族環境がかかわるという論議がなされたことがあった．そのような場合には，対策を立てるといっても，「井戸を埋める」ようなわけにはいかないのは当然である．もちろん子どもを親から強制的に引き離すようなことは現実的ではない．このような場合には，もし因果関係が想定されても，軽々しく判断が下せないのはいうまでもない．慎重に相関関係と因果関係の相異を検討すべきである．疫学においては従来，相関関係（関連）が見られた場合，そこから因果関係を推測するための条件がいくつか挙げられている．その条件さえ満たせば十分というわけではなく，因果関係を否定できない条件といったほうがよい．真の因果関係を見いだすためには，疫学以外の分野の知見も必要である．

　まず関連の時間性の条件である．つまり原因と想定される因子が結果よりも先に作用していなければならない．これは説明なしでも当然なことは明らかであろう．次に関連の普遍性の条件がある．つまり原因の存在するところには必ず結果も存在するということである．同じように見える危険因子が存在するのに，ある集団では結果が現われ，他の集団では結果が現われないという場合には，その危険因子と結果の結び付きが疑われることになろう．さらに関連の密接性の条件がある．つまり原因となる要因が多く働くほど，結果も大きく現われること，たとえば，たばこの喫煙量が多

いほど肺がんの発生率も大きいというような関係である．量─反応関係（dose-response relationship）とも呼ばれる．これとともに，関連の特異性も問題にされる．関連の普遍性と同時にその逆，すなわち結果のあるところに必ず一定の危険因子が働いているという関係である．最後に関連の合理性（整合性）ということがいわれる．ある危険因子と結果の結び付きが，合理的に説明し得ることである．この最後の条件は，あまり気にしすぎると新しい知見を見逃すことにもなりかねないが，一応，現在までに得られている経験の蓄積を考慮に入れるのも必要だということである．

5. 関連性からの展開

　本章で説明した関連性の見かたは，いずれも二つの変数の間の関連であった．しかし相互の関連を見たい変数は，もっと数多くあるのが普通であろう．またある結果を生じる要因として，どの変数がもっとも重要なのか決めたい場合，結果に関連する要因同志にも関連があると，個々に要因と結果の関連を検討しただけでは不充分である．このようなニーズから生まれてきたのが，**多変量解析**（multivariate analysis）と総称される統計的手法である．これらについては第8章で簡単な説明と展望を加えたい．

　統計的なデータの扱いかたと統計処理について，このあたりまで進んでくると，とかく初心を忘れがちになりやすい．図7-2にも示したように，高い相関が得られたとしてもあまり意味がない場合もある．データの元々の分布を見ないでたとえば相関係数だけを算出することには，危険を伴うともいえよう．データを扱うことによってなにごとかをいおうとするときにも，常にデータの原点を振り返ることが必要であり，特に臨床的な研究にとってはそれが重要であるように思う．

第8章
多変量解析という考えかた

　第7章で説明した関連性の見かたは，二つの変数の間の関連を見るものであった．しかし，臨床場面で発生するさまざまな疑問に対して回答を得るためには，二つ以上の変数の相互の関係を考えに入れたい場合が多い．ある結果に影響を与える要因がいくつも考えられる場合，そのうちのどれが結果に最も大きな影響をおよぼすかを知りたいこともあるだろう．一例を挙げると，分裂病の再発に関連する要因として，多くのこと，たとえば服薬や通院状況などの治療にかかわること，同居家族やその変化などの家族にかかわること，住居や就労，生活の場など生活環境にかかわること，年齢や性別，発病年齢，既往歴，合併症などの本人自身にかかわることなどが考えられる．もちろんどういう目標をもって研究を始めるか，そしてどのようにそれを測定するかの戦略に大きく依存するが，この中のいくつかの要因を測定し，それぞれの要因と結果との関連の強さばかりでなく要因相互の関連の強さにも配慮して，どの要因が結果に一番大きく影響を与えるかは興味のあるところだろう．また，いくつもの要因が互いにどのように関連しあっているかの構造を見たいこともあるだろう．このような興味を満たす統計的方法として，多変量解析（multivariate analysis）と呼ばれるいくつかの手法がある．

　もちろん多変量解析について充分な解説をするには，1章では足りない．しかし多変量解析のような新しい一見難しそうな方法は，それを使ったというだけで評価が決まってしまい，それが適切に使用されているか，結果の読みかたは正当かなどの検討が充分でない場合がある．また難しそうに

見えることによって，適用範囲が狭まってしまいがちである．これらを避けるために，本章では多変量解析がどんな考えかたのもとに，データにどんな操作を施しているかの概略が理解できるような説明をしてみようと思う．

1. 多変量解析を使う前に

　このような分析を可能にするのは，測定法の確立も含めた，しっかりした研究計画である．分析して意味のあるデータさえ収集できれば，多変量解析は多くの変数を考慮に入れた分析結果を与えてくれる．しかし実際のところ，しっかりした研究計画のもとに集められたデータは，あまりややこしい方法を用いなくても，充分に仮説を証明してくれる．後で説明するが，因子分析や判別分析の結果の解釈は，特に実際の臨床レベルに役立つようにするのは，必ずしも容易ではない．面倒くさいプロセスを経たにもかかわらず，結局いえることはそれまでに常識的にいわれていたことを追認することに過ぎない，という事態もよくあることである．もちろん常識的にいわれていたことを，実証データで確認するということ自体に，大きな意義があることも確かであるが，それは必ずしも研究の当初の目的ではないであろう．ここで一番警戒すべきことは，多変量解析という「よく分からないが大変そうな」プロセスを通り抜けて，なにやら偉そうな顔をした結果に惑わされることである．この本で繰り返し強調しているように，測定法やデータの収集法においていいかげんなデータを，いくら素晴らしい方法で解析したところで，その結果はいいかげんなものでしかない．しかし，きちんとした計画の下では，多変量解析はデータの語り得る情報のいくつかを与えてくれる有用な手段となる．使えるものなら使ってみて損はない．

　多変量解析を使う前にしておくべきことは，まず各々の変数の記述的な概観である．量的変数ならその分布に大きな偏りや飛び離れた値がないかどうか，相関を見て意味のあるものかどうか，それぞれの相関係数がどのくらいか．質的変数ならやはり値の分布があまりに偏っていないかを確認

外的基準 (基準変数)	説明変数	多変量解析の方法
量的変数	量的変数	重回帰分析・正準相関分析など
質的変数	量的変数	判別分析・多重ロジスティック分析・生命表分析・比例ハザードモデルなど
量的変数	質的変数	林の数量化1類
質的変数	質的変数	林の数量化2類
……	量的変数	主成分分析・因子分析・クラスター分析など
……	質的変数	林の数量化3類・多次元尺度構成・クラスター分析など

表8-1　多変量解析の種類

しておくこと，クロス集計も見ておくべきであろう．これを確認せずに多変量解析に入ってしまうと，一見意味ありげな結果がでても，実際には数字の遊びに終わってしまいかねない．

2．多変量解析の種類

　多変量解析の方法は，一つの基準変数（目的変数・従属変数ともいう）があって，それといくつかの説明変数（予測変数・独立変数ともいう）との関連を解析するものと，多くの変数の相互関連の構造を見るものに大別される．これを専門用語でいえば，外的基準のあるものとないものということになる．そしてそれぞれにデータがどのような尺度のレベルで測られているか——量的変数か質的変数か——によって，いくつかの異なる方法が考案されている．それを表8-1に列挙した．

　この他にも説明変数に質的変数と量的変数の混在を許す方法，変数選択を順次行なう方法なども開発されている．何を何で説明したいかという仮説に従って，さまざまな方法が開発されてきた結果である．代表的ないくつかの方法について，簡単に解説してみよう．

(1) 重回帰分析 (multiple regression analysis)

　重回帰分析というのは，第7章で説明した単回帰分析と同じように考えるのだが，説明（従属）変数（量的尺度で測られたもの）が複数ある場合である．たとえば，子どもの身長を基準変数として，これを両親の身長，年齢，収入などで説明しようとする場合である．この場合，複数の説明変数の一つ一つにかかる重みと定数項を仮定し，各変数にその重みをかけたものと定数項を足して合成変数を作る．これは線形モデル（1次結合）と呼ばれるもので，理論的にはもっと複雑な式を仮定することも可能であろう．しかし実際には，基準変数と説明変数の間に関数（数式）として表現できるような関係がはっきりと先験的に仮定できる場合以外は，このモデルで充分であろう．合成変数を作るとき，測定値の単位によって測定値に大小があるので，そのまま係数を推定しても単純にその大きさで寄与の大きさを見ることができない．そこで平均値と標準偏差を用いてデータを標準化する．すなわち測定値から平均値を引き，標準偏差で割るという操作を加えることによって，すべての変数を平均0，標準偏差1になるように変換する．この操作によって各変数の相対的な変動を等しい重みで見ることができる．重回帰分析はこの合成変数と基準変数の相関（重相関係数）が最大になるように重みと定数項を決めてやることになる．

　この方法で計算される各変数にかかる重みを見ることによって，説明変数のどれが基準変数に大きな影響をもっているかを見ることができる．つまり子どもの身長の高い低いは，両親の身長の高低で説明できる部分が大きいが，年齢はそれほど関係しないといった考察が可能になる．この方法は，変数の数が多くなり標本数と等しいかそれ以上になると，重相関係数は1となり，分析は意味を持たなくなる．したがって変数の数に比して充分多くの数の標本をとる必要がある．また標本数が変数の数に近い場合には，自由度調整済みの重相関係数で検討すべきである．

　この方法ではすべての変数を用いて計算するだけではなく，予測に有用な変数を選び出すやりかたも開発されている．これを変数選択というが，基準変数との関連についてある基準を定め，変数を順次取り込んでいく変数増加法，逆に減らしていく変数減少法，それらを組み合わせた変数増減

法，変数減増法などがある．これらの方法で用いられる基準は，F検定を用いる方法，AIC（赤池の情報量基準）を用いる方法などがある．変数を選ぶ基準としては，なるべく少ない変数でなるべくたくさんの部分が説明できるか，また一つ変数を追加することによって説明力がかなり増加するかどうかなどから，説明変数を選択することになる．どの基準を用いるかによって，得られる値がかなり異なることがある．

重回帰分析で基準変数が一つではなく，いくつかの変数を総合して基準変数にしたい場合が，正準相関分析（canonical correlation analysis）と呼ばれる方法になる．

(2) 判別分析（discriminant analysis）

重回帰分析では，基準変数は量的な変数である．しかしそれが質的な測定値である場合，たとえば病気の有無とか診断分類である場合には，判別分析と呼ばれる方法を用いる．考えかたや計算法は異なるが，基本は重回帰分析と変わりはない．多くの説明変数の重み付きの和を作り，基準変数の分類ごとのその値の分布の差が最も大きくなるように重みを決めてやる．重みの大きい変数はそれだけ基準変数の分類ごとに差が大きいということになる．変数選択の方法が開発されていることも，重回帰分析と同様である．判別分析は2群の判別が基本であるが，3群以上の判別をする方法もある．

(3) 多重ロジスティック分析（multiple logistic analysis）など

判別分析と同じようなデータでも，基準変数が死亡，初回発病など1回しか起こらない現象であり，その現象の発生の有無が初回観察時点から一定の期間をおいた時点で測定されているような，追跡調査のデータについて，その発生要因分析に用いることができるのが多重ロジスティック分析である．初回観察時点でその発生にかかわりのあるいくつかの要因を測定し，その要因の重みつきの和をリスクの大きさとして，発生率をそのリスクの大きさで説明しようとする方法である．ロジスティック曲線というのはいわゆるS字型の曲線で，リスクの増加に従って最初は徐々に，次に急

激に発生率が増大し，再び発生率の増加が緩やかになってプラトーに達する曲線である．

多重ロジスティック分析の具体例をあげれば，たとえばある化学的糖尿病者の集団の，初診時に測定されたいくつかの臨床検査などによる患者の特性値—たとえば血糖値，肥満度，血圧，過去の最大肥満度，血清コレステロール値，罹病期間—があり，5年後の糖尿病顕在発症の有無が分かっているような場合である．化学的糖尿病者の初診時の臨床検査値と肥満度その他の情報をどのように総合してリスクを推定すれば，5年後の顕在発症危険率との関係が最大になるかを見ることができる．これはどの特性値が5年後の顕在発症に最も関連が強いかを同定することにもなる．

このほかに，たとえば生命表分析という，観察期間が一定でなく，また観察中断などがある場合でも，それを考慮にいれた上で，時間を追った累積発症（死亡）を推定する方法がある．これはある病気の術後の生存率や退院後の再発率の予測などに応用できる．また死亡や発症にかかわる要因の変数から，危険因子（risk factor）を同定していこうとする方法の一つに，Coxの比例ハザードモデル（proportional hazard model）という方法がある．これは初回観察時点でのリスク要因と，観察期間中の発症や死亡の有無のデータを用いて，リスク要因の重みを見ていこうとする方法である．詳しく説明する余裕はないが，興味を持たれる方は実際の方法を解説した本を改めて参照していただきたい．

多重ロジスティック分析も比例ハザードモデルも，いずれも追跡調査を必要とする．したがってしっかりした研究計画が不可欠であり時間もかかるが，それだけにデータがきちんと収集されれば得るところは大きい．研究の成果を臨床に還元することを考えても，実りは大きいと思われる．この方法を用いるには原則として追跡調査が必要であるが，長期入院あるいは長期通院患者の病歴の検討から，それにふさわしい資料を振り返り法で収集することが可能な場合もある．それには，初診時の情報にもれがないこと，およびその研究にとって必要な情報がすでに日常的に病歴に記載されていることなどである．自分の研究目的にとって必要な質の保たれたデータがすでに存在するなら，多少不足な部分があっても，その問題につい

て追跡調査を計画する価値があるかどうかを試す意味で，分析してみることに意義はあるだろう．

(4) 数量化 (quantification method) 1類・2類・3類

　数量化の方法を開発した林知己夫によれば，数量化は「質的なものに数量を与えて分析をほどこし，そうすることによって分からなかった実のあることが分かってくる」という狙いをもつという．林は一貫して「データによる現象解析」の立場にたって数量化の方法のいくつかを考案した．すなわち数量化の方法は，質的なデータの各カテゴリーに，どのような数量を与えれば現象の説明に役立つ情報が得られるかという観点から考えられている．数量化は林の方法以外にもさまざまなものが考案され，市場調査や世論調査の分析，医学や心理学における応用など，多方面に用いられている．

　数量化1類は，重回帰分析の説明変数が質的なデータである場合である．基準変数は量的な尺度で測られている．この方法でおのおののカテゴリーに与えられる数量によって，基準変数の変動をどのように説明するデータであるかが分かる．

　数量化2類は，判別分析において説明変数が質的なデータの場合である．

　数量化3類は，これまでに説明したものとは異なり，外的基準（基準変数）がない場合の方法である．次の主成分分析や因子分析の説明も参照していただきたいが，基本的には与えられた質的なデータの内部構造を見ようとする方法である．元々は各変数のカテゴリーと個々の標本に同時に数量を与えたとき，その相関が最大になるような数量を見いだすという考えかたから出発した方法である．その後さまざまな他の方法との関連が検討され整理される中で，いろいろな計算法が開発されてきた．同じデータについて計算しても，計算方法によって多少異なる結果が得られることもある．

(5) 主成分分析 (principal component analysis)

　主成分分析は，基準変数がない場合に，多くの変数の変動を少数の合成

得点の変動にまとめようとする方法である．たとえば多項目にわたる症状を量的に評価したとき，そのまま合計して全体の重症度を判断するのではなく，適切な重み付けをした合計をいくつか計算することによって，全体としての症状の重さをより総合的に把握したい場合がある．このような場合，適切な重み付けを探る方法の一つが主成分分析である．合成得点の算出にはそれぞれの変数の間の相関の強さが考慮され，合成された得点と元の変数の相関の強さが全体として最大になるように，各変数にかかる重みが計算される．主成分分析は普通，変数間の相関係数を出発点に行なわれるが，共分散などその他の値から出発することもできる．出発点が違うと，そこから得られる結果は元のデータが同じであっても一致するとは限らない．以下は相関係数からの主成分分析を想定して説明する．

　成分は一つだけではなく，最も大きな成分（第1主成分）から順に，最も多くは（条件が整えば）元の変数の個数と同じ数の成分が計算される．つまり最も大きな成分を計算し，次いでそれで説明される部分を除いて，残りの部分から同じように次の成分（第2主成分）を抽出する．これが繰り返されるわけである．しかしこの方法は元々，多くの変数を少数の合成得点で説明することを目的とするので，ある基準を定めてどこまで求めるかを決める必要がある．基準としては，成分が算出されるときに同時に分かる，その成分の寄与率（その成分が全体のどのくらいの部分を説明しているかの割合）を累積し，ある程度の大きさ（70～80%が目安）に達したらそこで打ち切るという考えかたがある．また，相関係数からの主成分分析では，成分の固有値が1以上のものをとるという考えかたもある（固有値とは「行列」を扱う線形代数で用いられる専門用語である．主成分分析では相関係数「行列」などの固有ベクトルを計算することが不可欠であり，必ず分析結果に含まれる）．ここでの固有値1というのは変数一つ分を意味するので，それ以下は複数の変数をまとめる意味を持たないと考えることもできるだろう．計算された成分の間には互いに相関はない．

　主成分分析の結果は，成分毎にそれぞれの変数の負荷量（-1から+1の間の値）として算出される．負荷量の絶対値が大きいほどその成分との相関が高く，符号はその成分の得点に対する寄与の方向を示す．一つの成

分が同じ符号の負荷量で構成されていれば，各変数は互いに正の相関関係を持っていて，合成得点に対して一貫性を持つことを示す．正の負荷量を持つ変数と負の負荷量を持つ変数が両方あるならば，それらが合成得点に対して逆方向の寄与をしていることを示す．

この方法は，たとえば多くの症状の強さについての多段階評価のデータに応用すれば，項目の間の一貫性を見ることができる．つまり多くの項目の間の相関が高ければ，第1主成分は大きくなるからである．そこで，第6章で信頼性の解説をした際にも触れたが，第1主成分の固有値を用いて信頼性係数 θ を計算することができる．θ は［1から第1主成分の固有値の逆数を引いた値］に変数の数をかけ，変数の数から1を引いたもので割った値である．θ 係数はいい換えれば以前に説明した α 信頼性係数を最大にするように重み付けをした合成得点の信頼性係数である．

(6) 因子分析（factor analysis）

さて見かたを変えて，主成分分析を多数の変数の相互関連から互いに独立ないくつかの成分を抽出する方法としてみると，因子分析の考えかたにつながる．たとえば多科目の試験の成績を，その背後に想定されるもっと少ない種類の能力の表現として考えるような場合である．因子分析は主成分分析と同じく，多くの変数によって測定されているデータを総合して，より少ない因子で説明しようとする．主成分分析との違いはモデルの仮定である．主成分分析の目的はなるべく多くの変動を説明する少数の成分の抽出であったが，因子分析モデルは，潜在的構造モデルを仮定している．すなわちすべての変数を少数の共通の要因（共通因子）とそれぞれの変数に固有な要因（独自因子）の和と仮定して分析する．このとき，共通因子で説明される部分の割合を共通性と呼ぶ．たとえば各科目の成績に二つの共通因子が仮定され，それらが推理力と記憶力であると解釈できる場合，推理力と記憶力で説明できる部分が共通性である．共通因子のそれぞれを構成する各変数の負荷量を求める際には，ある条件をつけないと解が一つに定まらない．したがって仮説に合う最適な構造をもつ負荷量行列を探るためには，ある条件の下に求められた解の座標軸を変える必要がある場合

が多い．これが因子の回転と呼ばれる作業である．こうして求められた負荷量を用いて，個々の標本について因子得点を計算することができる．

　実際の手順としては相関係数を計算し，因子数を決め，共通性を推定し，因子負荷量を計算し，必要なら回転させ，因子得点を推定することになる．因子数の決めかた，共通性の推定のしかた，負荷量の計算法，回転の際の基準などには，さまざまなものがある．これらの詳細は必要に応じて他の本を参照していただきたい．

　ここまでの説明で分かるように，因子分析には多くの仮定と推定がつきまとう．さらに最終的に求められた因子の解釈も，その因子に大きな負荷量をもつ変数の組み合わせからの推測である．したがって，しっかりした仮説がない場合には，なにが最適なモデルか，なにを得たかったのかがはっきりしなくなることもあり得る．逆にいろいろな仮定に基づいて分析してみて，自分の主張に最もあうモデルを探すということも可能であろうが，その際には自分の研究の基本となる視点を見失わないよう注意すべきである．

(7) クラスター分析（cluster analysis）

　クラスター分析は，いくつかの要因によって定まる個体間の類似性あるいは非類似性の指標に基づいて，各個体をいくつかのグループに分類する方法の総称である．たとえば学校のクラスでさまざまな運動能力を測定し，それを用いてクラス員のクラスター分析を行なえば，運動能力の似たグループを形成することができる．たとえばこれによって不得意種目をなくすためのトレーニングを行なう際の班分けを決めたり，いろいろな種目の選手と補欠を選ぶ際の参考にできるだろう．

　非類似性の指標として最も分かりやすいのは，ユークリッド距離であろう．二つの個体のユークリッド距離は，対応する変数値の差の二乗和の平方根である．足される変数の単位が異なる場合は，各変数の標準偏差で割るなどの操作を加える場合も考えられる．このほかにミンコフスキー距離，マハラノビスの汎距離などがある．類似性の指標としては，ピアソンの積率相関係数，パターン類似率，質的データにおいては一致率や類似比，関

連係数などが用いられる．このうちのどれを用いることが最適かは目的によって異なり，いつも最適なものが決められるわけではない．どの指標を使うかは研究計画の段階での検討課題となる．

クラスター分析には次のようなさまざまな方法がある．

階層的方法：
　　最近隣法・最遠隣法・重心法・メディアン法・群平均法・ウォード法など

非階層的方法：
　　最適化法・密度探索法など

方法によっては，使うことのできる類似性あるいは非類似性の指標が限られることがある．類似性の指標の選択とともに，分析方法の選択も必要である．

クラスター分析はモデルによる制約の少ない分類法として，データの記述に用いることができ，応用範囲も広い．しかし類似あるいは非類似の測りかたおよび分類を作る際の考えかたによってさまざまな方法があり，その選択には研究者の側のしっかりした仮説を必要とする．

3．多変量解析の有用性と限界

駆け足で多変量解析を概観してみた．もちろんこれだけでは説明は大幅に不充分である．実際に使ってみたいと思われたら，もう少し詳しい解説書を参照していただきたい．内容の性質上どうしても専門用語の使用が多くなってしまい，やや読みづらいかもしれない．

ただし，多変量解析の手法は臨床的な思考過程と相通じるものがあるように思う．あれがあるからこうなるといった単純な因果関連が想定できないからこそ，多変量解析の出番もあるのではないかと思われるのである．ただし統計的に数値を扱うので，どのように測定し処理するかには制限がつきまとう．症例観察の均質化や測定法の標準化といった，臨床家にはなじみの少ないプロセスを経なくてはならない場合もある．しかしさまざまな要因を考慮に入れて結果を予測するためのデータを評価していく過程，

多種類のデータの相互関連の分析などは，日常的に臨床家が行なっていることとかなり近いのではないだろうか．

　臨床医学の研究領域では質的なデータを扱うことが多く，これが量的変数の分析から発展したさまざまな方法を応用する際の障害になっていた．しかし近年，質的データの多変量解析や，量的変数と質的変数の混在を許す方法，およびそのコンピュータプログラムが次々と開発されてきている．したがって応用範囲は拡がってきているのである．そこで多変量解析に対する「得体のしれないもの」という感じを少しでもなくし，その有効な利用につながることを願って，ごく基本的な方法のいくつかについて解説した．

第3部

データ扱いの実際とまとめかた

第9章　データの扱いかたの実際
第10章　調査の種類と調査票の作りかた
第11章　臨床研究論文の書きかた

第9章
データの扱いかたの実際

　本章では統計的に扱いたいデータの収集と整理の方法の実際についてまとめてみたい．扱い慣れていないと，数量的なデータや多数の対象の情報には，違和感や圧迫感を感ずることであろう．最終的に何が得たいかが分かっていても，そこに至るまでに実際にデータを加工していく間に，情報が混乱して面倒になり，研究を放棄したり，放棄したくなったりという経験を持っている方は多いのではないだろうか．研究計画を熟慮して効率的に情報を収集しても，整理のしかたがまずければ，その時点で効率は落ちてしまう．そこでデータ管理と取り扱いの一つのやりかたを示すことにした．

　もちろんこのようなやりかたは一通りではなく，個々人に合った自分流があってよい．それはたとえば，臨床場面で診察室に入ってきた患者さんに，まずなんと声をかけるかといったような実際的なやりかたが，実は重要な意味を持つことがあるのと同じである．そのやりかたは一通りではないし，経験を積むことによってその人なりの方法が習得されていくものであろう．したがって，画一的にマニュアル化して示すことはできないが，やりかたの一つを知ることには意味があると思う．なぜならば，研究をやりとげるために必要なものは，自分の研究テーマについての知的好奇心の持続であろうが，結果を得るために余計な労力を使うと，その持続が危うくなることがある．また，これは場合によっては単純作業として研究助手などに任せることのできる部分である．研究者が効率的で失敗の少ないやりかたを知っていれば，有効に研究助手を使うことができるであろう．も

ちろん研究助手を使うことができない状況では，自分の時間の節約になるであろう．データを扱っていて，うんざりした経験をお持ちの方なら，本章の主旨はよく分かっていただけると思う．

1. 生データの収集と整理の方法

　どんな形でデータが集められるかにもよるが，集められたときのままのデータを，生データと呼ぶことがある．これは何も加工していないという意味であり，データに加工が加えられていなければ，一覧表などに転記されている場合もあるだろう．ここでは，研究のために集められた調査票そのものを想定している．これはデータ解析の出発点であり，加工の途中で分からなくなった場合は，結局はここに戻ることになる．そのために生データを参照しやすいように整理しておくことは，研究の効率にとって重要な意味がある．

　新しく調査票を作成する場合には，なるべくデータを転記しなくてよいように，調査票を設計すべきである．一般にデータの転記は，なるべく回数を減らすようにしたほうがよい．データの間違いは，データを転記する時に最も起こりやすい．そのミスや，何段階ものデータを管理する繁雑さは，避けるほうが賢明であろう．

　パーソナルコンピュータの普及によって，小規模のデータでも計算機で処理することを前提にする．その場合，データ入力（データをコンピュータが扱えるような形にすること．たとえばフロッピーディスクやハードディスク上のファイルに打ち込むこと）の際に一度，必ず転記が行なわれることになる．その際に転記ミスが少なくなるような工夫をしておくとよい．それは効率化にも直結している．たとえば，入力するデータが順番に一列に並ぶように，調査票の記入欄を印刷する，選択肢から選んでもらうときにはそれぞれ番号をふって（プレ・コーディング），数字が一列に並ぶようにして丸をつけるようにする，など，ちょっとした工夫でミスはかなり予防できる．自由記載の回答欄はデータ化しにくい．できれば選択肢を用意して番号で選択してもらうほうが，あとの処理はずっとやりやすくなる

であろう．

　病歴からデータを取り出す場合も，調査票を作成したほうがよい．取り出す情報の量にもよるが，一覧表のような形でデータが整理できるようにして，直接書き込んでいけば，転記は一回で済むし，後で見直すときに便利である．一覧表形式の調査票にデータを書き込むときには，1行おきに書き込むか，または1行に余裕をもたせてあまりぎっしりと書き込まないほうがよい．後からの追加，訂正に便利なのはもちろん，行のとり違えが少なくなるからである．特に項目数が多くなって，横に幅広い表になった場合，行のとり違えは起こりやすいミスである．

　個別の特徴によって，何種類かの群分けをしたい時には，1例ごとに1枚のカードにしておく方法もある．転記の際には，コピーを活用するなど，ここでもなるべく転記の回数を減らすように工夫したほうがよい．自分の患者をカード化してデータを整理しておき，研究目的にあう条件を持つものを，そのたびごとに取り出して細かい調査を行ない，終わったらまた戻しておくというような使いかたも可能であろう．データベースや表計算のソフトウェアを使い，パーソナルコンピュータでそのような作業をすると非常に能率があがる．また，色々なソフトウェアの間のデータのやりとりができるようになってきているので，データ管理も統計計算も，同じファイルから出発することができるだろう．

2. パーソナルコンピュータとセキュリティ

　パーソナルコンピュータの性能が上がり，インターネットの環境も整備されてきて，自分のパーソナルコンピュータをインターネットに接続している場合が多くなっている．インターネットは，これからの研究環境には欠かせないものとなるだろう．それだけに，データをパーソナルコンピュータに入力する場合，セキュリティの問題にも注意しておく必要がある．悪意のあるアクセスがそんなに頻繁にあるとは思えないが，しかし，ハッカーがいることも事実なのである．

　特に臨床データは，プライバシーにかかわることも多いので，入力した

ファイルの扱いには特に注意すべきである．個人名と病名や住所，電話番号などを結び付けることのできるようなファイル，たとえば住所録や診療台帳のようなものをパーソナルコンピュータ上で扱えるファイルにした場合，そのファイルをネットにつながったパーソナルコンピュータのハードディスク上に無防備に置くことはやめたほうがいい．大きな組織でファイルを共有するような場合には，ハッカーの侵入などに対してそれなりの防護策がなされるだろう．しかし個人のレベルではファイルの共有の必要性も低いだろうから，最も簡単な安全策は，ファイルをネットにつながったパーソナルコンピュータに置きっぱなしにしないことである．

　データファイルで，個人名が特定できないようにしてあれば，他の人が見ても何のことか，誰のデータか分からないので，問題は少なくなる．どうしても個人名を入れたデータファイルを使いたい場合には，データには個人番号（通し番号でもなんでもいい）をつけてハードディスクに記録し，その個人番号と個人名の対応だけを記録したファイルを，ハードディスク以外のメディアに記録しておく．この二つのファイルを，必要なときに個人番号を介して突き合わせれば，目的は達せられるだろう．

　もちろん，インターネットにつながっていないパーソナルコンピュータで作業をすれば，これらの配慮はいらないことになる．しかし個人のデータの入ったファイルの扱いに注意すべきなのは同じである．特にパーソナルコンピュータをのり替えたときは，ハードディスク上のファイルを完全に消去してから次のユーザーに渡すなり，廃棄することを忘れないようにすべきである．上記のように個人名が特定できないように配慮したファイルなら，万一消去を忘れたとしても，個人名との対応さえ切り離しておけば，プライバシーが侵害される恐れは少なくなる．

3. データ管理

　縦断調査や継続的情報収集システムからデータを得る場合はもちろん，横断調査でデータが一度に集まる場合にも，生データを管理することは必要である．データをコンピュータで処理することを前提にするとしても，

次に述べるデータクリーニングの際に，つじつまの合わない結果がでたとき，どこでそのミスが生じたかを確認するためには，いつもすぐに元のデータが参照できる必要がある．コンピュータへの入力の際に生じたのか，元々のデータから間違っていたのか，間違っていたとすればどのように訂正可能かを，すみやかに見られるようにしておくことは，効率化に多いに役立つ．またそれは，常に正確なデータを見ているという自信につながり，研究意欲にとってプラスであろう．

データ管理ではまず，個々のデータの索引方法を決めることである．データが少なければ，全部を見なおしても大したことはないが，多くなればなるほど，どうやって個別のデータに到達するかを考えておいたほうがよい．一番簡単な方法は，通し番号を付けることであるが，病歴調査の場合には，元の病歴に付けられた番号を利用することも考えてよい．そうすれば，元の病歴まで戻って確認したいときにも，効率的である．データが多数になる場合は，大きくいくつかに分けてもよい（たとえばデータを収集した施設別にする，年齢別にする，病名別にするなど）．そして番号順にデータを整理して，置き場所を決め，何のデータなのか見出しを付けておけばよい．

名前，カルテ番号などの断片的な情報から調査票を探したり，以前に調査対象になったかどうかを確認するには，やはりパーソナルコンピュータのデータベースか表計算のソフトウェアを使うとよい．生データは単純な並びで整理しておき，分かっている情報からデータベースで検索し，目的の資料に到達できるようにすることは，そんなに難しいことではないだろう．

原則として管理されている生データは取り出したら必ず元へ戻す．長期的に持ち出す可能性があるときには，どこへ誰が持ち出したかはっきり分かるようにしておくか，できればコピーを利用すべきである．コピーで持ち出したデータは，用が済んだら確実に廃棄する．臨床データには個人名が載っていたり，病名などプライバシーにかかわる場合も多いので，その面の管理にも配慮すべきであろう．もちろん，研究が終了したときのデータの廃棄方法は慎重に考慮し実施する必要がある．

データに訂正があった場合には，訂正があったことがはっきり分かるようにして，訂正の時期を生データに書き込んでおくとよい．また，不要なデータはただちに廃棄するほうが間違いがない．現在不要なデータであっても，とっておきたい場合には，除外データであることが一目で分かるように，はっきりした印や色をつけたり，別にファイリングするなど，区別をはっきりさせておく．

4. データの「掃除」

　データの基本的な性質を知るためには，最初に単純集計や簡単なクロス集計を行なう．これは，記述統計的視点と呼ばれ，データ解析の第1歩である．これについては第3章ですでに説明した．その際にまず，つじつまの合わないデータや，ありそうもないデータについては，本当に正しいデータか，データ化の段階で生じた何らかのミスによるものか，確認しておく必要がある．これはより高度なデータ解析を目指す場合にも必須の作業である．たとえば，男性なのに職業が主婦になっているとか，年齢が50代なのに学生であるとか，ありえないことではない場合も，いちおう確認しておく．調査表の中で，同じようなことを別の聞きかたで聞いているような項目があれば，その食い違いも確認する．自記式の調査では，わざとそのような項目を入れて，回答の信頼性の目安にすることがある．たとえば，はい・いいえでさまざまな質問項目に回答を求めるとき，離れた場所に同じ主旨の質問を聞きかたを変えて，片方にはいと答えた時にはもう一方にはいいえと答えるべきであるような項目を入れておく．きちんと理解して回答していれば，答えは一貫するはずであるが，いいかげんに付けていれば答えは矛盾するであろう．そこであまりにもいいかげんさの目立つデータは，除外することもやむを得ない．故意にデータを曲げることは許されないが，結果に歪みを与えるようなデータを取り除くことが必要な場合もある．このように，本格的なデータの分析に入る前に，データをそれにふさわしいように整える作業をデータの「掃除」（データクリーニング）という．もちろん，結果を操作する目的でデータが取捨選択されることは

あってはならないが，結果を見えにくくしている「雑音」を除去する作業は行なってよい．

　量的なデータでは，度数分布を作ってみて，極端に大きかったり小さかったりするものは，やはり確認の対象となる．量的データの異常値を除外するための方法としての検定（棄却検定法）もあるが，まず元のデータに当たるべきであろう．

　この段階でコンピュータに入力される以前のデータに訂正すべき点が発見された場合，コンピュータに入力されたデータを訂正するだけでなく，生データや病歴など，できる限りの範囲で訂正の事実を，それがいつ訂正されたかのデータとともに，記録しておくとよい．

　パーソナルコンピュータに入力されたデータファイルを訂正する場合，「これが大本の一番正確なファイル」を一つだけ「マスターファイル」として残しておくのがよい．いろいろな訂正の段階で古いファイルを残しておくのは，間違いの元となることがある．もちろん，訂正の元になったファイルと，訂正したファイルを両方残しておきたい場合もある．その際に，新しいファイルに「最終版」とか「最新版」という名前をつけるのはやめたほうがいい．訂正が一度で終わればよいが，大抵二度三度と訂正が繰り返されることが多い．ファイルの作成年月日を見ればどれが新しいものかは分かるものの，確認に手間取ることもある．また，コンピュータの日付の設定が間違っていると，記録されるファイルの情報も違ってしまうので，ファイル名そのものに日付の情報を入れておくと間違いがない．また，なぜ古いファイルを残したかが分かるように，古いファイルの名前を変えてもよい．

　入力したファイルは，必ずバックアップをとっておくことも重要である．パーソナルコンピュータのハードディスク上にファイルが作られることが多いだろうが，かならず作成し記録したハードディスクと異なる場所にバックアップファイルを作成する．ハードディスクならドライブ名の異なる場所に作成し，その他のメディアならファイルの大きさと用途に見合ったものを用意する．CD，MO，Zip，フロッピーなどがある．マスターファイルが訂正されたら，必ずバックアップファイルもコピーし直す．

5. データを「可愛がる」

　最初にも述べたように，臨床データをとるのは，時として容易ではない．そのために研究計画が必要なのだが，さらに集めたデータは，協力してくれた対象者に報いるためにも，充分に真価を発揮させる努力をすべきであろう．最初に予期された結果が出なかったからといって，簡単に放棄できるものではない．

　対象を厳密に選択したとしても，たとえば調査不能や拒否などで，データが得られた対象が偏ってしまう場合もあるだろう．そのために，思うような結果が手に入らないとき，研究目的を歪めない範囲で，分析の考えかたを多少変更してみると，最善ではないにせよ次善の結果が得られることがある．データの数が許せば，対象を条件によって絞り込むこともできるであろう．データの限界からはみださない範囲で，そのデータが語り得ることを最大限に語らせ，次の研究計画につなげる努力をするのは，研究者の能力であるともいえる．そのために必要なのは，今何事かを語らせようとしているデータの，長所と短所を知ることである．いい換えれば，元々何かを語らせようとして集めたデータに，愛着を持つことなのである．そのもとはなんといっても，研究計画の段階で，どれだけ「可愛がりがいのある」データを集めるようなプランを立てるかに帰着するものなのであろう．

　何千という大きなデータを処理する場合は別だが，臨床データはせいぜい数十から数百で，調査項目数もそう大きくはないことが多い．これぐらいのデータなら，パーソナルコンピュータで充分処理が可能である．そのようなとき，統計処理が苦手でなじみがないからといって，処理をすべて専門家に任せてしまうのは，得策ではないように思う．高度な統計的手法を用いるような場合は任せざるを得ないし，共同研究者として専門家が日常的にそばにいるなら，任せておいてもよいだろう．しかしそれが期待できない場合は特に，パーソナルコンピュータの活用を考えて欲しい．コンピュータそのもの（ハードウェア）はかなり普及してきたし，ワードプロセッサとしてすでに活用している方も多いだろう．統計のソフトウェアも，

使いやすいものが比較的安価で手に入るようになってきた．それを用いてデータを入力さえしてしまえば，自分のやりたいことが明確に分かってさえいれば，比較的簡単に結果を手に入れることができる．いろいろなことを「やってみる」すなわち「可愛がる」ことができるのである．そしてさまざまにデータを加工して結果を見ていくことで，データに対する愛着もわいてくるであろう．

6. 計算結果の取捨選択

単純に設計された調査であれば，仮説に則って算出する統計量は決まっている．しかし，数字として実態が把握されていないような状況を研究対象にした場合，たとえば，病気の再発にどんな要因が働いているのか，さまざまなものを考え得るとき，その要因を把握しようとすれば，可能性のあるものを網羅的にさらってみる必要がある．そういう場合には調査項目数は多くならざるを得ない．そして調べた項目と再発の有無の関係だけを見るなら，たとえば10項目調べたとしたら，再発との関連を見るための表の数は10個である．しかし，再発と関連する項目として，家族構成と婚姻状況を見たとすると，それらの項目にも相互に関連があり，その検討が必要な場合もある．10個の項目の相互の関連をすべて見ようとすれば，すべての組み合わせは45種類になる．これは項目が増えると加速度的に多くなり，50項目なら1225個になる．こうなると計算上は，1枚の表を見るのに5分かければ，全部見るには100時間以上かかってしまい，1枚1分で済ませたとしても20時間かかるのである．

実際にデータを扱ったことのある人にはよく分かっていただけると思うが，データをとってコンピュータに入れ，結果を出す段になって，上記のような結果の洪水に巻き込まれるという事態も，初心者にはよくあることだと思う．結果が出るとどれもこれも意味ありげに見え，特にあまり実証データのない分野では，結果に振り回されてしまうこともあり得る．統計的な方法論を用いる場合には，情報の洪水が襲ってくる可能性は視野に入れておくことが必要であり，溺れないよう注意すべきである．結果の算出

を他に依頼する場合，その方法にもよるが，いっぺんにすべての組み合わせについて結果を手に入れることになることも多いだろう．その計算結果の量の多さにぎょっとした経験を持っている方もあるだろう．この洪水に溺れないための救命胴衣は，やはり研究計画であり，研究目標，とりわけ大目標のもとに立てられた個別の目標である．

　何を見たかったか，このデータから何が一番いいたいか，という点に焦点を絞ると，たとえ多くの表が作成されていたとしても，その中から一枚を選び出すことはできるはずである．そして実は，情報の洪水の中からこの一枚を捜し出すことが，統計的データ解析の醍醐味であると，私は思っている．まず一番肝腎な表を見いだし，それを中心に，自分の主張を説明するために，データの他の部分を利用していけばよい．たとえば，単身者に再発が多いということが眼目のデータであったとすれば，単身者の中の未婚者と離婚・別居者の割合がどうなっているか，年齢はどのように分布し，性比はどうかなど，再発に関して考察し，解釈するための資料をそろえていけばよい．

7. 図にすること

　算出された結果を，自分のいいたいことが一目で分かるような表や図にすることは，大きな意味を持つ．研究計画の立てかたを説明したときにも述べたが，頭の中で分かったと思い込むことと，実際に目に見えるように言葉にしたり図にしたりすることは，違うことだといってもよいのではないかとさえ，私は考えている．最初は正確な図にする必要がないこともある．目分量のフリーハンドで書いてみたとしても，結果を全体的に把握するためには，大きな意味がある．頭の中で一度に取り扱える数字の量はそう多くはない．比べて意味のある数字を並べて表にするだけでも，かなりイメージが変わることがある．これは実際にやってみれば納得できることと思うが，自分の考えかたを展開するのにも大変役立つ．方眼紙と定規を持ち出さなくても，いくつかの棒グラフや折れ線グラフを書くことはできるだろう．その中に，面白いと思えるものがあれば，正確できれいな図

を書いてみるとよい．どうやったら，自分の主張したいことが最もはっきり一目で見えるようになるか，工夫することも必要である．これに関しても，パーソナルコンピュータで利用できる，よいソフトウェアが販売されている．データ処理に，あるいはワードプロセッサとしてパーソナルコンピュータを使っているなら，おおいに利用すべきであろう．

8.「データに語らせる」ために

　前にも述べたことがあるが，統計的方法の基本的な用いかたは，数字で語る，数字に語らせることである．現象が数字にされると，元々の意味を超えて，ある種の説得力をもつことがある．その力を正当にしかも上手に用いること（たとえば統計的仮説検定の使いかた）が，特に科学の世界では必要であり重視される．まずデータが何を語ろうとしているのか，何を語ることができるのかを，正確に把握してやることが第1歩である（研究者が何を語らせようとしてデータを集めたかが問われることはいうまでもない．すなわち，研究の目標が明確であること）．本章ではこの目的のために私のとっているやりかたを呈示した．すなわち，研究目的に沿って集められたデータを，処理するためのルートにのせ（パーソナルコンピュータに入力するなど），それに転記ミスがないことを確認し，データの語り得ることを不明確にするような雑音を除き（データの掃除），充分にあちこちから眺めてやる（可愛がる）という一連の手順となる．最初にも述べたように，この方法そのままでなく，最も自分に合ったやりかたは，経験を通じて見つけだしていけばよい．そのための入り口として，また今までの経験に加えるものとして，本章の内容を参考にしていただければ幸いである．

第10章
調査の種類と調査票の作りかた

　一口に調査といっても，さまざまな方法がある．また調査方法の分類も，多様な視点からなされている．第4章で述べた統計的仮説検定の考えかたを念頭に置いて，自分の研究目標を達成するためにどのような調査法を用いればよいかを決めるためには，調査法にはどのようなものがあるかの概略を知っておくほうがよい．臨床研究は患者を対象とすることが多いであろうが，ときには健康人を相手にしなくてはならないこともある．研究目標に沿っていずれの対象をとるにしても，調査法の種類としてどのようなものがあり，どのような場合に適切な方法か，その特徴は何か，などについて概観してみたい．そして最後に，調査票を作る際に気を付けたほうがよいいくつかの点について述べる．

1. 全数調査と標本調査

　全数調査とは，ある条件に当てはまる対象全員について行なう調査であり，**標本調査**とはある条件をもつ対象の一部を選んで行なう調査である．すなわち，この分けかたは調査における対象の取りあげかたによる分類である．

　全数調査の代表的なものは，国勢調査であろう．ある時点（西暦の年号の1の位が0か5である年の10月1日）で日本の国内にいるすべての人間について調査を行なう．その最も大きな目的は，人口の正確な数を把握することである．それに付随して，職業や通勤通学先，住居の種類や広さな

どいくつかの調査項目がある．全数調査の特徴は，すべての対象についての情報が得られるので，理論的には真の値を得ることが期待できることである．調査対象から外れた部分での値の変動を気にしなくてよい．本当に全数を把握することができた場合には，得られた値は真の値といってよく，いわゆる推計学的な推論は必要ない．しかし実際にはすべての対象を把握することは困難なことが多い．国勢調査でさえ，本当に全数をとらえることは不可能なことが多い．著名な推計学者であるデミングの研究によれば，不備のある全数調査より，確実な無作為の標本の調査のほうが，信頼できる結果を得られたとされている．全数調査は多くの場合対象数が多く，それにしたがって調査には多大な時間と人手を要し，費用も多くかかるであろう．しかもそこでは現実的な時間制限や動員できる人手の関係から，あまり精密な調査は行なうことができない．国勢調査などは，調査項目が少ないとはいえ，国家的な規模の調査としてしか行ない得ない．特に臨床場面では，全数調査というのはほぼありえないといってもよいであろう．すなわち，ある病気を持つ人の全数を把握することは，よほどの条件が整わない限り，事実上不可能だからである．たとえば，ある病院の入院外来すべての患者を対象として把握できたとき，それはその病院のその時点における患者の全数調査であるが，そのデータからその病気についてもっと一般化して推論するならば，全数調査とはいえない．

　これに対して標本調査は，ある特定の条件をもつ対象すべての中から，一部を取り出して調査する方法である．標本をもとの集団全体（母集団）の代表とみて，それから母集団を正しく推定するためには，「無作為性」という条件が必要である．この条件が「統計的有意差検定」の考えかたの基盤となるのものであることは，第4章で説明した．無作為性の最低限の条件は，多少乱暴ないいかたをすれば，調査者が有意の結果を得るために故意に対象を選ばないということである．感覚的にいっても，この条件が大切であることは納得できるであろう．標本調査は対象となる条件をもつものの一部しか調査しないために，その全体について述べようとすれば，推論を用いることになる．無作為に抽出された標本であれば，確率論を援用して，ある程度合理的に推論を進めることが可能なのである．標本調査は

対象の一部しか把握していないという弱みはあるものの，それは標本の取りかたの条件を整えることによってある程度克服できる．そして比較的容易に実施でき，調査者のニーズや能力（時間的，人的，金銭的資源など）に合わせて精密な調査を行なうことも可能である．

2．横断調査（cross-sectional study）と縦断調査（longitudinal study）

　これは調査の時間軸から見た分類である．**横断調査**とは調査時点を固定して行なわれる調査であり，たとえば，一時点における疾患の分布の調査や，同一時点における群間の比較などが行なわれるようなものである．たとえば，ある月の外来患者について，性別に診断名の分布を調べて比較するような場合である．これに対して**縦断調査**とは，時間軸に沿った要因を考慮に入れた調査であり，調査時点からさかのぼって過去のデータをとる場合を**後向き（ふりかえり）調査**（retrospective study），調査時点から未来へ向かってデータを収集していく場合を**前向き調査**（prospective study）という．

　この分類は，疫学調査の際に重要な意味を持っている．病気の危険因子を見いだそうとしたとき，まず行なわれるのが横断的な観点からの調査であり，現時点で病気を持つ群の特徴をとらえ，次いで病気を持たない群と比較する．性別，職業，居住地，家族数，年齢などに始まって，その病気に関連しそうな特徴を調べていく．その際に過去にさかのぼるもの，たとえば飲酒歴や喫煙歴が問題になれば，まず後向きの縦断的観点が加わることになる．現時点で病気になってしまったものと，ならなかったものの比較（患者―対照調査，次項参照）から，**危険因子**（risk factor）として可能性のある要因が見いだされれば，次ぎに前向きの縦断的視点から，その要因を持つものと持たないものを追跡して（追跡調査，次項参照），その要因を持つものから，持たないものより高率に病気の発症が見られれば，それが病原要因である可能性が見いだせることになる．

　横断調査や後向き調査は，その時点だけである程度の結論が得られるの

で，比較的容易に多くの対象を調査することもできる．しかし，治療効果や病原要因に関する調査などは，最終的には前向きの調査を行なわなければ確実なことは把握できない．しかし前向きの追跡調査は，追跡期間が長ければ長いほど，しっかりした計画性と資源の確保を必要とする．それだけに完遂することが困難であるが，うまくいけば得られるところもまた大きい．また過去の時点で疾病の要因となる事柄について，きちんとしたデータが調べられてあれば，たとえば初診時の検査項目が正確に揃っていれば，過去の時点から出発した前向きの調査という考えかたも可能である．

3. 患者調査（case study），患者－対照調査（case-control study），追跡調査（follow-up study）

　ある病気に着目して調査研究を行おうとしたとき，まず得られるデータはその病気の患者のみに関する資料である．これを**患者調査**という．めずらしい病気であれば，1例でも報告される価値があり，いい換えれば，1例報告は臨床研究の基本である．何例かの患者を診察し治療した経験から臨床研究の目標や仮説が生まれることはよくある．1例報告の延長として，患者の集団についての記述的な調査研究を位置付けることができよう．しかし，患者の集団についての情報しか得られないと，性別に男性が女性より多いとか，若年層が少ないなどの，記述的な事実は分かっても，それ以上の推論はできない．性別や年齢の分布は，一般人口のそれが分かっているために，それと比較しての患者集団の特徴を述べることができるが，もっと詳しい要因については，患者集団のデータだけでは何ともいえない．たとえば，うつ病の患者の9割にある種の性格傾向があることが分かったとしても，それがその病気と何らかの関連する意味を持つか否かは，その性格傾向が一般にうつ病でない人の間にどの程度存在しているものかが分からなければ，何ともいえない．また，医療機関を受診しないうつ病者については情報が得られないので，患者のデータから分かることは，受診に至った病者の持つうつ病についてであり，厳密にいえばうつ病全体について推論することはできない．

そこで考えられる調査が，**患者—対照調査**（case-control study）である．これは患者集団と比較して意味のある対照集団を設定して，その病気と関連する要因を検索するために設計される調査である．臨床研究においては，重要な方法論であろう．この方法で最も慎重に考慮されなくてはならないのは，対照群の設定の仕方である．理想的にいえば，病気の有無以外は，病気に関連しそうな要因に影響を与えそうなその他の要因に差がないように，対照群を設定しなくてはならない．たとえば，単身で暮らしているか否かが，病気を持つか否かによって異なるかどうかを見たい場合，患者群と対照群の年齢分布が異なれば，もし単身者の割合に差が見られたとしても，それが病気と関連しているのか，単なる年齢的な差なのかは分からない．どのような対照群を設定するか，また設定可能かは，研究目的と照らして十分検討する必要がある．

対照群を設定する方法の一つとして**マッチング**（matching）という方法がある．これは，たとえば患者群が少ない場合には，1例の患者に対して1例ないし数例の，なるべく注目している要因以外の特徴が患者と似ている非患者をとっていくという方法である．その場合，対照群の取りかたが，結論を故意に曲げることがないよう注意する必要がある．たとえば対照としての条件を満たすものが多数あった場合，その中から，無作為に選ぶようにして，自分の出したい結論を有利に導くような恣意的な選択をしないことである．患者群が多数の場合には，対照群の年齢分布や性別の構成その他の，撹乱要因として働きそうな条件について，患者群と大きな差が見られなければよい．

患者—対照調査は横断調査ないし後向き調査であり，ある要因が病気の発症や治癒にある影響を本当に持つか否かを確認することはできない．ある要因がある結果の原因として働いている可能性を確認するためには，前向きの**追跡調査**を必要とする．前にも述べたように，追跡調査はすぐには結果が得られない上に，多くの時間としっかりした計画性を要求される．しかし，後向き調査で把握された要因は，多くの場合不完全なデータでしかない．過去の記録を参照するとすれば，現在得られている知識知見が，情報が記録された時にはまだ得られていなかったことを考慮すれば，当然

ともいえる．原因と結果の時間的関係は逆転することはできない故に，現時点のデータを生かして原因としての評価を確立しようとすれば，追跡調査は必須であろう．多くの労力を必要とするために，もし追跡調査を企画するならば，研究計画が一段と重要な意義を持つ．また，対象をどう把握するか，どのように同意を得るか，人的，金銭的資源は十分か，追跡期間を全うできるかなどが，大きな検討課題となるであろう．

　患者調査は臨床研究においては最も対象の得やすい方法であろう．しかしそれだけでは，いわゆる記述的な数字しか得られないことが多く，結論が得やすい分だけ，得られるものは多くはないといえるであろう．その点を補うものとして患者—対照調査が考えられる．この方法は，対照群のとりかたさえ的確であれば，かなりの情報を得ることができるが，対照群をとるために，いつもの臨床の場以外へ対象を広げることが必要なこともあり，その分だけ調査の大変さは増す．また適切な対照群をとることは，予想以上に困難を伴うこともある．しかしここまでは，横断調査ないし後向き調査であり，調査したときに結果が得られる．これが追跡調査になると，調査の大変さはずっと増大し，結果もすぐには得られないが，得られた情報はずっと意義の大きなものになる可能性が高い．逆にいえば，追跡調査のためには，意義の大きい結果を得られるような調査研究が設計されるべきである．したがって，順序としては，患者調査で注目すべき要因を探し，患者—対照調査によってそれを現在とそれ以前に得られている情報からより確かそうであることを確認し，最後に追跡調査を行なって確実な情報を得るということになるであろう．

4. 登録通報システムの利用

　患者についての情報を集める手段として，一定の観察集団について，継続的に情報が集まるようなシステムを作っておき，経時的に集団を観察していく方法がある．たとえば法定伝染病の通報義務は，そのようなシステムの一種になっている．有名無実になった部分もあるだろうが，法定伝染病が発生すれば，その情報は保健所から厚生省へと集められ，感染の拡大

防止に用いられるだけではなく，発生頻度や感染経路の情報にもなる．一定の地域のすべての医療機関の協力が得られれば，その地域の医療機関にかかる程の病気の発生状況について把握することができる．これをもっと小規模に考えれば，一定の方法で登録された患者集団を対象にすればよい．その場合，なにか起こったときの通報システムをどうするかが，最も肝要な点である．これはたとえば脳死状態での臓器提供や解剖への献体に登録している人のそれと類似した問題になるであろう．しかし，たとえば長期入院している分裂病患者の退院，通院，再入院，就労などの状況を正確に把握するためには，いくつかの病院の協力を得て対象を設定し，そのような変化が対象となった患者に起こった場合，通報するセンターを設けて通報システムを確立しておけば，時間はかかるが正確なデータが集まっていくことになろう．

5．病歴（既存資料）調査と面接調査

これはデータソースがどのようなものであるかということによる分類である．今までに記録された病歴その他の資料から情報を得るか，新たに対象と面接を行なって調査するか，ということである．いうまでもなく，**病歴調査**（既存資料調査）はすでに書かれた情報であるための，長所と短所を持っている．まず，新たに患者の協力を得なくて済むために，調査者の意欲と病歴をデータ化する時間さえあれば調査を行なうことができる．しかも病歴が保存されていれば，かなり過去にさかのぼったり，一度に多数の調査をすることもできるであろう．しかし書かれてある情報しか取れないため，不明というデータが多くなる可能性があり，特に病歴を書いた人が多数である場合には，データによっては均質性が保証されない可能性がある．それはそのデータからいい得る知見を制限する要因になる．

これに対して**面接調査**は，取りたいデータを確実に同じ方法で，質的な不揃いなしに取ることができる．しかし，病歴調査よりも手間がかかることは覚悟しなくてはならない．たとえば複数の調査者が介在するときには，調査者間の均質性を調整する必要がある（評価者間信頼性）．したがって，

使える資源の量にもよるが，あまり多数例についてはできないであろう．被調査者の協力を得ることも必要である．どんな調査であれ研究者が（たとえ治療者として対象にかかわっていたとしても）勝手にデータを取り，使用することには問題がある．臨床研究においては，対象となる患者に研究の意図を説明し，協力の同意を得ておくことを原則にしたいものである．研究の成果を論文にして発表する際には，同意書（インフォームド・コンセント）を対象全員について取ってあることが要求されるようになってきている．

6. 聞き取り調査と自記式調査

　これは，調査項目への回答を誰が記録するかという方法による分類である．一定の項目について対象者から直接情報を得る場合，調査者の側がスコアをつけたり，調査票に書き込んだりするのが**聞き取り調査**であり，**自記式調査**は調査票を対象者に渡して記入してもらう方法である．

　聞き取り調査では，対象者が質問を理解できなかったり，答えが不明確な場合には，聞きかたを変えたり，説明したりして，より調査者の意図に沿った，正確なデータを収集することができる．また無記入の項目を少なくすることもできる．しかしあまりやりすぎると，対象者に調査者の考えを押し付ける結果になったり，誘導尋問になってしまう危険性が生まれる．これに対して自記式の調査では，質問の文章をかなり吟味して，誤解や多義性のないように工夫しないと，調査者の意図に沿ったデータが得られない．しかも充分に吟味したところで，個人の理解力や答えかたの傾向の差は，依然として残るであろう．たとえば，聞かれたことに「はい」と答えやすい，あるいは逆に「いいえ」と答えやすい傾向は存在するといわれている．しかし質問は，文字による呈示という均質なものになり，対象によって負荷が異なったり，誘導尋問になる危険は少ない．しかも，1対1で面接する必要がなく，場合によっては郵送や集団で行なうこともできるため，多くの対象についての結果を得るためには適しているといえよう．

　聞き取り調査の偏りを避けるために，一定の質問項目を定めて，その通

りに質問し，他の説明を加えないようにする方法もある．先に説明したDIB（境界パーソナリティ診断面接質問紙）などはこれに当たるが，DIBでは足りない情報を他から補ったり，明確化のための追加質問をしてもよいことになっており，そのためDIBは，半構造化された診断面接質問紙と呼ばれる．

　自記式調査では，**郵送法（郵送調査）**を用いることができる．郵送法の利点は，対象が広い範囲に散らばってしまっている場合には多くの労力を省くことができること，一度にたくさんの対象について調査できること，対象の都合にしたがって調査に要する時間を一定の範囲で自由に選んでもらえることであろう．欠点はもちろん**回収率**の問題であり，自記式の調査しか行ない得ないことである．回収率は，多くの場合30％から50％くらいのことが多く，回答者に特典があったり，自分の健康上利益になったりする場合でも，70％を越えることはまれであろう．回収率の低い調査は，対象者が適切に選ばれたとしても，回答者が偏っていないという保証はない．調査前に知りうる範囲で，対象者に対して回答者が偏っていないか，確認すべきである．回収率を高める工夫としては，回答者に特典（物，機会など）を付ける，催促状を出す，一定期間待って電話する，場合によっては電話による聞き取りで補う，などが考えられよう．回答してもらう質問の量と内容にもよるが，ある簡単な予後調査（成人病で受診し通院を中断した患者250人に，病気の予後を質問）の郵送法による回答は1週間以内に回答者の6割が回答を返送し，10日以内に8割，回答したものの9割以上が1ヵ月以内に回答を寄せたという結果がある．この調査の場合，初回の回収率はほぼ60％であったが，回答を寄せなかったものについて1年に1度ずつ，繰り返し調査票を送り続けた結果，5年後には転居先不明を除いてほぼ全部の患者の消息を知ることができた．

7. その他の調査法

　臨床研究にはあまり関係のない調査の分類は，この他にもさまざまになされている．たとえば社会調査で行なわれる戸別訪問調査，集合調査など

である．しかし，この方法の中で自記式調査と面接調査との中間的な段階として，留め置き訪問調査は臨床研究でも応用が可能であるかもしれない．臨床研究では，対象の自宅を訪問する調査はまれであろうし，したがって，まず調査票を郵送するか配布しておき，あとから訪問して，自記式で記入した調査票を点検し，無回答を補うというような方法は，直接は使えない．しかし，たとえば対象となる患者に調査票を渡し，診察のあき時間や，持ち帰って記入してもらい，次の診察時あるいは調査面接の際に受け取って，無記入の箇所を補うという方法をとれば，時間の節約になることがある．

8. 調査法の選択

どの調査法を用いるかの選択は，調査の目的と対象および使用可能な資源によって定まる．それぞれの方法の持つ限界は，研究の目的と実施のための戦略の検討の際に考慮される必要がある．実際に戦略を立ててみるときには，どのような調査法がどのような特徴をもっているかという知識が役に立つであろう．調査法の選択の際に最も注意するべき点は，その調査法の持つ限界である．自記式の調査に面接法の厳密さを求めてはならないし，後ろ向き調査に前向き調査と同等の価値を持たせるわけにはいかないことは，銘記すべきである．しかし，調査の内容によっては，自記式の方が適切な回答を得られることもあるし，前向き調査をする際には，既存資料の検討は重要である．

臨床研究でよく行なわれ，しかも有用なのは，患者—対照調査であろう．その際，もっとも留意しなくてはならないのは，対象である患者群の選びかたとともに，それと比較する対照群の設定のしかたである．研究の目標にもよるが，対照群の設定のしかたによって，導かれる結論が変わることもあり得る．たとえば中年男性のうつ病者を対象群として，同年齢の全く身体的にも健康な対照群をとる場合と，同年齢の消化性潰瘍の患者群を対照とする場合，同じ男性のうつ病であるが若年層の患者にする場合，女性のうつ病者を対照にする場合，それぞれ得られる結論は異なるであろう．疫学的因果関係をつきとめていく過程における患者—対照調査の用いかた

について，場合によっては対照群を複数設定することもよいとする考えかたもあるほどである．

　調査法の持つ限界は，それによって取られたデータの限界を決める．そしてデータの限界は，いうまでもなくそのデータから明らかにし得ることの限界も規定するのである．

9．調査票の作りかた

(1) 調査票の構成

　自記式調査であれ，面接調査であれ，一定の調査項目に対する回答をできるだけもれなく集めるために，調査票を作ることが必要である．その構成は基本的にはフェイスシートと調査項目ということになるだろう．これについての詳細は次項から説明する．これに加えて，自記式の調査では，その記入方法や要領などを説明した前文が必要であろう．直接対面して依頼できる場合は口頭でもよいが，郵送法で調査を行なったり施設の長や学校の先生などに依頼して調査するなど，調査者が直接対象に接触できない場合には，調査の主旨やデータの扱い，結果の発表方法と被調査者への還元方法などを説明した，依頼状を添えるべきであろう．それには調査を行なう主体—つまりこの調査に関して最終的に責任を負うのはだれか—と，疑問や質問があるときの連絡先を明記する．

　調査票に氏名を記入しない場合には，データの無名性が保たれるので，個人情報を使用するにあたって，承諾書を貰うほどのことはないだろう．しかし，研究の主旨を説明し，データの使用範囲と時期は明確に伝えて了解を得ることは必要である．追跡調査などどうしても個人を特定しておくことが必要な調査，あるいは病歴記録から詳細なデータを取るような場合には，説明と承諾（インフォームド・コンセント）を文書で得ておいたほうがよいだろう．血液などの生体材料を取る場合も，それが研究用であることがはっきりしているならば，本人の承諾を得ることが必要になってきた．本人の治療のために取られたデータを使う場合にも，これに準じた配慮が必要なこともある．

調査結果はできるかぎり被調査者に還元することが望ましい．調査の主旨を説明するとき，結果を還元することを約束すると，被調査者の意欲や関心は高まることが多い．集計が終わったら簡単なまとめを作り，協力に対する礼状とともに送れば，最も丁寧なやりかたになる．しかしこれに際して，被調査者のプライバシーには充分配慮すべきであろう．不用意に郵送することによって，協力してくれた人の秘密を暴露することなどないように，たとえばあらかじめ結果を欲しいかどうか，その場合，どこに送ればよいかを聞いておくとよい．また間接的には，多くの人の目に触れるような記事にしたり，本を書いたりすることも，結果の還元になる．結果の還元は，調査結果を手にいれてしまうと，とかく忘れがちな部分である．しかし被調査者に対して充分礼をつくしておくことは，調査環境を荒らさないために，ぜひとも必要なことである．一度ひどい目にあうと，次からの協力は望めないし，他の調査者にも迷惑になる．「調査の仕荒らし」だけは避けて欲しいものである．

(2) フェイスシート

この部分は，どんな調査にもほぼ共通の，基礎的な属性を知るためにある．前置きの部分として調査の助走路といった意味をもたせることもできるが，逆に調査の最後の結びの部分としてもよい．最も基本的な項目は，性と年齢（生年月日）であろう．氏名や住所，電話番号，本籍地をきく必要がある場合もあるだろう．その他には，必要に応じて，学歴・職業（所得額）・職歴・家族構成・婚姻状況・既往歴・家族歴などが挙げられる．調査結果に影響を与えそうな要因は，この部分で分かるようにしておく．調査項目はすべて慎重に選択されるべきであるが，この部分を構成する項目は特によく考慮して，必要かつ十分な情報を得るようにする．プライバシーにかかわる事項も多く，かつ，結果に影響を与えそうな要因もまた多いからである．なんに使うのか分からないデータを取ることは，調査者にとっても無駄だが，被調査者にとっては労力の無駄とともに調査に対する不信の種になりかねない．

(3) 自記式調査の質問項目について

　自記式調査では，被調査者に質問項目を読んでもらい，回答を書き込んでもらう．したがって，まず読みやすく理解しやすい質問文を作ることを心掛け，また答えやすいように工夫するべきであろう．特殊な専門用語の使用はなるべく避け，どうしても使う必要があるときには，きちんと説明を加える．答えてもらうに当たっての前提条件があるなら，最初に明記する．たとえば「あまり深く考え込まずに」とか，「人に相談したりせずに」のようなものである．被調査者についてあらかじめ分かっている情報はなるべく利用する．たとえば被調査者が子どもであれば，あまり難しい漢字や言葉は使わないようにする，中高年以上の対象であれば字を大きくするなどの配慮は当然である．調査票の行間や字の間隔をあまり詰めると，記入しにくいばかりでなく，心理的に圧迫を感じることが多い．小さな紙に字がぎっしりと詰まっていると，人をうんざりさせる場合がある．また，日本語では否定形の疑問文に「はい・いいえ」で答えようとすると，大変にまぎらわしい．疑問文は否定や二重否定をなくして，できるだけ単純にするほうがよい．質問に用いる文章は短く構造も簡単にしたほうが，理解のされかたが一定になりやすい．

　質問に対する答は，なるべく選択肢を用意して印をつけてもらう方がよい．「はい・いいえ」あるいは「はい・たぶん・いいえ」のような場合は簡単だが，学歴や家族構成などはかなり面倒である．たとえば学歴ならば，どのような側面が必要かを考慮して選択肢を作る．義務教育を終わっているか否かだけが必要なのか，大学と短大あるいは専門学校の区別も必要かということによって，選択肢をどのようにするかが左右される．意見を聞くような場合でも，自由記入の回答欄は記入も集計も面倒である．代表的と思われるいくつかをあげるか，あるいは対照的な二つをあげて，そのどちらに賛成かを聞くのも，一つの方法であろう．ただし，調査者の思い至らないことも当然あるので，「その他」という選択肢を設け，それが具体的にはどのようなものかを記入してもらう欄を作ることは有用である．

　調査票は一応できあがったら，なるべく多くの人に見てもらい，また試しに答えてもらって，分かりにくいところや，誤解されやすいところをチ

ェックする．句読点の有無やその位置，言葉の順序，いいまわし，助詞の使いかたなど，他人の目で点検してもらうことが必要である．

(4) 聞き取り（面接）調査の調査項目について

面接調査の調査票は，自記式のものとは異なり，それを目にするのは専門家である．したがって，専門用語を使ってもそれがとんでもない誤解につながることは少ない．むしろはっきりした専門用語を使うことによって，意味を限定することができる．しかしこの場合も，各項目の要点がはっきりと表現されることが必要であることはいうまでもない．

面接調査の場合も，調査票に書き込まれる情報はすでにデータ化（記号化）されているほうが望ましい．そこで面接を行なう調査員が，データ化に当たってその判断が一致するように，あらかじめ基準を作っておく必要がある．これを評価者間信頼性の確認という（第6章）．このために，マニュアルを作ること，予備的に数例について話し合いながら評価してみること，一致しやすいような選択肢をつくることなどが役立つであろう．また，質問のしかたによって，誘導尋問になったり，被面接者が答えにくいなどの問題が生ずることがある．そこで，調査項目とともに，調査対象に問いかける質問文を用意しておくほうがよい．

(5) 既存の調査法の応用に際して

すでに作られている質問票やテストなどを応用して調査を行ないたい場合，注意するべきいくつかの点がある．

まず，原作者に使用の了解を得ることである．性格テストや適性検査などは，商品化されているものもある．それらを無断でコピーしたり，内容の同じものを印刷したりして使用すると，著作権の侵害になる．論文などの著作物として出版されている場合も，それに準ずる．商品化されているものは，その一部しか用いない場合でも，それを購入して用いるほうがよい．許可を得て独自の印刷をすることも考えられるが，その場合には著者と出版社の了解が必要である．マニュアルや解説書があるならそれを入手し，論文や本が書かれているなら，参考にする．新しい方法や，あまり使

われていない方法の場合には，可能であれば結果を原作者に見せ，討論してもらうことができればなおよいだろう．

外国で発表されているテストや質問票の場合には，まず翻訳することが必要である．特に自記式の質問票の場合には，言葉のニュアンスや受け取られかたによって，答えが変化することはあり得る．どこまで同じ調査票として扱ってよいかを判断するのは，かなり難しい問題であるともいえる．訳し返し（back-transeration）をして確かめるという方法もあるが，絶対的なものではない（訳し返しとは，翻訳した日本語を逆に元の言葉に翻訳し返すことである）．せいぜい全然意味が違ってしまうものがないことを確認できるだけであろう．訳し返しをするときには，元の調査票を知らない翻訳者に依頼する．面接法の質問紙でも同様の問題はあるが，観察法であるだけに，原法との一致は確認しやすい．しかしその場合も，直接対象に向ける質問の翻訳に際しては，自記式の質問と同様の配慮が必要であろう．またできれば原作者と討論し，同じ現象を観察しているという裏付けをとっておいたほうがよい．

翻訳ができたら，翻訳版の信頼性と妥当性について確認する．原法において信頼性や妥当性が確かめられていたとしても，それをそのまま翻訳版で通用させることはできない．原法と同じような信頼性や妥当性があるかどうかまず確認すべきであろう（第6章参照）．

第11章 臨床研究論文の書きかた

　論文の書きかたについて一般的な説明をすることはなかなか難しい．ここでは臨床研究で集められたデータをまとめて論文を書くことを想定し，これに必要な要素を取りあげて解説してみた．症例報告の書きかたなどとは多少異なる面もあるだろうが，自分の発見したこと，主張したいことを整合性をもって読者に伝えるための手順であるということは同じであろう．

1. 論文の構成

　一般論はなかなか難しいが，学術雑誌に投稿する論文を想定すると，おおむね論文は次のような要素から成り立っている．
- 題名（主題および必要なら副題）
- 著者名と所属
- 抄録とキーワード
- はじめに（あるいは序）
- 調査対象と方法（調査方法および分析方法）
- 結果（表と図を含む）
- 考察
- おわりに（あるいは結論）
- ［必要なら］謝辞や研究費の出所
- 参考文献

投稿する雑誌にもよるが，日本の雑誌では，抄録，キーワード，主題と副題，著者名と所属は，それらの英（欧）訳も必要なことがある．論文に必要な要素は，投稿する雑誌の投稿規定に従うことになるが，おおむねこのようなものであろう．投稿規定は投稿しようとする雑誌に載っているものを参照する（なるべく新しい号を見ること）．論文の長さは，それぞれの雑誌で制限枚数が定められていることが多い．一応の目安は400字詰め原稿用紙で20枚から40枚である．制限枚数には図表や文献も含まれることが多い．これ以上長くなる場合には，記述を簡潔にするか，あるいは内容をいくつかに分割し，別の論文にする工夫も必要になるだろう．

(1) 題名と抄録およびキーワード

題名は正確にしかも簡潔に論文の内容を表現することが必要である．論文が雑誌の読者に読まれる際，そのガイドになるのはまず題名である．その意味で題名は論文の顔ともいえる役割をもっており，その第一印象は大切である．正確を期するあまり冗長になってもいけないが，逆にあまりに概括的な題名は，内容以上の期待を持たせ過ぎたり，逆に見過ごされやすいので避けるべきであろう．第1章の研究計画で例にした糖尿病に関する研究をここでも例としてとりあげると，この研究は，いくつかの特徴をもっている．それはある成人病専門病院の外来に通院する化学的糖尿病患者の追跡調査であり，糖負荷に対するインスリン反応の測定であり，糖尿病顕在発症に関する多変量解析のCoxモデルの応用である．これらをすべて入れ込んだ題名をつければ，非常に長いものになるだろう．全部を盛り込めば「糖尿病専門外来に5年以上通院する化学的糖尿病患者の追跡調査による糖尿病顕在発症に関連する要因としての糖負荷に対するインスリン反応およびその他の要因についてのコックスモデルによる多変量解析からの考察」となる．これでは正確ではあっても，長すぎてかえって何のことか分からない．しかし逆に「糖尿病の発症要因」だけではこの題名から何を想い浮かべるかの範囲は広すぎ，原著論文ではなく総説であるかのような印象を与え，かえって印象が薄くなる可能性も大きい．また実際の研究結果から題名全般について論じることができない．そこで「追跡調査による

化学的糖尿病患者の顕在発症要因の検討」のようなものが適切であることになる．実際には翻訳すると「耐糖能異常のある患者における糖尿病発症の危険因子」という題で，英文で発表された．

　抄録は論文に書くべきことを手短に要約することが必要である．対象と方法，主な結果とそこから得られる結論を簡潔に述べればよい．そして必要なら研究の次のステップに言及しておく．これも雑誌によって字数や形式に規定があることが多い．抄録は題名に続いて論文の内容を読者に印象付けるための材料となる．ここでは細かいことは省き，全体として得られた結論の中で最も重要と考えられることを中心に構成する．例で説明するなら，初診時に得られる患者の特性のうち，どれが最も糖尿病の顕在発症に影響する因子であるかということを述べる．つまり空腹時血糖値が元々高く，現在も肥満傾向があり，過去に相当肥満したことがあり，インスリン反応のよくない者ほど，顕在発症しやすいことである．これを中心に，その結論を得るために用いたデータの量と質（どこで―成人病専門病院の外来で，どのようにして―病歴記録から転記して，何人から―288人の耐糖能異常者から）について述べ，最後に得られた結論の意義として，このような特徴をもつ患者の継続的観察と管理が顕在発症の予防や早期治療に役立つであろうことを付け加える．

　キーワードは他の研究者が参考文献を探す際に手掛かりにするものである．近年のように多くの雑誌にたくさんの研究論文が掲載される状況では，同じ分野の研究者の目に止まるためには，重要な情報となる．キーとなる言葉には制限はないが，コンピュータによるオンライン文献検索システムに用いるための表が作られている．雑誌によってはそのような表に掲載された言葉の中から選ぶことが要求される場合もある．テーマ，方法，結論に関する言葉を三つから五つくらい挙げればよい．例にあげた論文なら，耐糖能異常 (impaired glucose tolerance)，追跡調査 (follow-up study)，糖尿病顕在発症 (worsening to diabetes)，インスリン反応 (insulin response)，血糖値 (blood glucose)，肥満 (obesity)，多変量解析 (multivariate analysis) などがその候補になるだろう．

(2) はじめに

　この部分では論文の目的と意義について述べることが必要である．文献は考察の部分で多く引用されるが，はじめにの部分でもこの論文の位置付けを示すために引用が必要なことが多い．論文の目的に従って簡単な展望を示し，この論文の新知見となる点を明示することである．もし一連の研究の一部を発表するものならば，研究全体の流れとその中でのこの論文の位置付けを述べることも必要である．例にあげた論文ならば，化学的糖尿病という考えかたとそれに関する研究を簡単にレビューし，顕在発症要因を追及することの意義（早期治療と顕在発症予防に役立つであろうこと）を述べ，今後の研究の発展性についても触れることになるだろう．

(3) 調査対象と方法

　ここに書かれるのは，調査の対象となった患者や健常者の特性と，どこからどのようにして対象を得たか，インフォームド・コンセントはどのようにとったか，対象の抽出方法，調査法，測定方法，統計的方法などである．対象が研究の目的にあっているか，対象の一般的特性はどのようなものか，疾患群と対照群の一般的特性に差はないかといった研究対象の検討がまず必要であろう．次に疾患の診断基準はどのようなものか，使用した検査などの測定方法などを，必要なら文献をあげて記述する．そして統計的方法はどのようなものを用いたか，統計的仮説検定の方法についても述べる．コンピュータのソフトウェアパッケージを用いたなら，その名称もあげておくことが必要である．この段階で多くの説明が必要なら，それぞれを項目立てして整理する．対象者の特性，データの収集法，測定法の説明，統計的方法などに分けることができる．

　例にあげた論文なら，追跡調査の対象となった成人病専門病院の特徴を述べ，その通院患者の中からどのように化学的糖尿病患者群を抽出したかの方法，およびその抽出基準に初診時の空腹時血糖を用いたことを述べる．そして対象の数と追跡期間や患者の年齢の範囲およびその平均値などを記述しておくことになる．また多変量解析を用いるので，その方法の特徴を簡単に述べ，その適用の妥当性を検討しておく．

(4) 結果

　ここには実際に得られたデータを，自分の主張したいことがはっきりと見えるように示すことが最も肝要である．論文では，データは原則として数字として示すようにする．特に実態を数値として把握することに有用性やノイエス（新知見）がある場合は，その数字を明示することが必要である．したがってまとめて示すときには表を作るほうがよいが，特に変化や群別の差などを視覚的に強調したいときには，適切な図で示すことも有用である．数字を示すときには単位を明確にし，実数なのか割合なのかが紛らわしくないようにするべきである．

　きれいな図表を作ることによって，さらに問題点が明確になることは多い．これに関してもワードプロセッサや統計計算にパーソナルコンピュータを使っているなら，図表作成のソフトウェアを利用すべきである．投稿する雑誌によっては，図表の版下（実際に印刷されるもの）を要求されることもあるので，投稿する論文に使用するものについては，図表作りを専門家に依頼することもあり得る．しかし考察を進めるための材料としては，多くの図表が必要であり，それにはコンピュータソフトウェアを用いると効率がよい．また，かなりきれいな版下を自分で作ることも可能である．

　図表ができたら，それを説明する形で結果の文章を書いていく．図表にするまでもないが，数値を示しておくことに意味のあるものは，文章の中に書き入れる．把握された事実をいくつかに分けて，項目立てをすると分かりやすい．とかく自分の扱っているデータは，基本的なところほど自分では分かりきったことになってしまい，説明不足に陥りやすい．初めてデータを見る人にもはっきりと主旨が通じるように注意することが肝要である．

(5) 考察

　ここは研究論文の核となる，最も重要な部分である．計画を立てた際の仮説が実証できたと考えられるなら，その根拠について論ずることが必要である．実態調査であれば，得られた結果から大きく逸脱しない範囲で，推論を述べることができるだろう．ここで気をつけるべきなのは，推論の

しすぎあるいは論理の飛躍である．一般に研究テーマの目指すところに到達するには多くの研究が必要であり，一つの研究で論じつくせるものではない．しかし最終的にいいたいことは常に研究者の頭の中にあるだろう．その仮説に合致する結果が得られると，往々にして論理の飛躍が起こりやすい．当の研究者の考えでは当然結びつく推論の道筋も，客観的な立場からすれば必ずしも当然ではないということはよくある．一般的に証明されている事実と，自分の立てた仮説や前提をはっきり区別しておくことが，この種の誤りを防ぐために有用である．この段階ではデータや文献を見ながら共同研究者の間で討論したり，さまざまな専門家や同僚，指導者などの意見を聞くことも必要なことが多い．特に単独で仕事を進めている場合には，信頼をもって相談ができる人は不可欠であるといってもよい．普段からこのような人材の確保を心がけておくべきであろう．

　また，実証研究では時には仮説として設定したこととは異なる結論が得られることもある．そのような場合にも，結果を捨ててしまうのではなく，どうしてそのようになったかを考察することが必要となる．事実をねじまげて無理やり仮説に合わせるのではなく，どうして仮説と異なる結果が得られたかを考察する態度が必要であろう．

　考察では今までに得られた他の研究成果との突き合わせも重要な仕事である．これまでに述べられているさまざまな事実の中に，どのように自分のデータを位置付けるかということである．それは自分の扱っているデータの性質を示すことにもなる．

(6) おわりにあるいは結論

　この部分には，この論文で得られた最も重要な点を簡潔にまとめる．抄録を付けたのならこれはごく簡単でよい．そしてこの研究で明らかになったことの意義を述べ，またこの研究では明らかにならなかった点や，次の研究課題などについて触れておくとよい．また実証研究の考察では，あまり飛躍した論を述べることは避けなければならない．そこでこの研究を含むより一般的な問題について論じたり，自分のもっているより大きな仮説について触れたければ，「おわりに」の部分で論じるのが最も適当であろ

う.

抄録の付かない論文では，結論の部分がその代わりになる．読者はまず題名を見て，興味があれば抄録か結論を読むであろう．したがって抄録のない論文では，結論の部分は明確にするように特に注意を向けるべきである．

(7) 謝辞など

共同研究者以外から有益なアドバイスや示唆を得たなら，論文の最後に謝辞をいれる．その際には，その方たちの氏名はもちろん，所属や肩書に誤りがあってはならない．それらの確認も兼ねて，謝辞に名前を挙げることについて事前に連絡をとり，了解を得ておくほうがよいだろう．

また，研究費の助成を得たなら，どこからの研究費によるものかを明記する．論文の最初の頁にその旨を脚注として付けるか，謝辞の部分に付け加えてもよい．文部省の科学研究費なら，その課題番号も書くことが必要である．また，論文の内容を一部でも学会発表したことがあるなら，その学会名と第何回の総会に報告したかも書き添える．

(8) 参考文献

参考文献は強迫的にあげていくときりがなくなる恐れがある．大体の目安としては，普通の論文なら30程度，展望や総説でも100を越えないほうがよいだろう．当の論文の意義を示すのに必要な文献，方法論に関する文献，結果の比較可能な文献が優先される．参考文献としてとりあげるものは，原則として比較的容易に参照可能なもの（コピーや別刷を入手可能なもの）で，かつ自分自身で目を通したことのあるものにすべきであろう．文献が多すぎる場合には，重要性の程度によるが，たとえば発行年度の古い文献は場合によっては省くことになるだろう．また特殊な場合を除いて他の参考文献に載っている文献のいわゆる「孫引き」は避けるほうがよい．また個人的な手紙や小規模な研究会での議論などを引用せざるを得ないこともあるが，できるだけ本や雑誌に公表されたものにするべきであろう．個人的なやりとり（personal communication）を引用することを認めない

雑誌もある．

　最初から投稿する雑誌を決めてあるか，掲載される本が決まっているなら，その投稿規定や決まりに従って情報を整理しておく．専門雑誌に掲載された論文なら［著者名：論文名，雑誌名，巻（号），頁（始めと終わり），発行年］，本に載ったものなら［著者名：論文名，編集者名 ed.：本の題名，頁（始めと終わり），出版社名とその所在地，発行年］が必要とされることが多い．自分の専門とする分野の文献は，上記のようなデータをデータベースのソフトウェアを使って整理しておくと，論文を書くとき便利で効率的である．

　論文の引用は番号（上つきの小文字，括弧つきの数字）あるいは著者名と発行年の組み合わせで論文中に示されることが多い．番号をつける場合，その参考文献の順序は引用順あるいは筆頭著者のアルファベット順になる．著者と発行年の組み合わせを用いる場合は，筆頭著者のアルファベット順にし，同じ著者の異なる文献を引くときには，発行年の古い順に並べる．発行年が重なるときには，発行年にａｂｃなどの記号を付けて区別できるようにする．本文中に文献を示す位置は，著者の名前が入るならその直後，書かれた内容を入れるならその内容を書いた文の文末になる．複数の著者による論文を名前をあげて引用する場合，3人以上の共著なら筆頭著者に「ら」・「ほか」あるいは「et al.」をつけて引用すればよいが，2人の共著ならば必ず2人の名前で引用するのが慣例である．

2．論文を書く手順

　論文を書く手順は，決まっているわけではないので，自分が書きやすいように書けばそれが最上の方法である．しかし論文の構成要素の順に書いていくのは，意外に書きにくいものである．私自身，まず題名をつけようとしたり，「はじめに」の部分から書きだそうとして，なかなか進まなかった経験がある．以下に述べるのは私がいつもやっている順序である．もちろんこれに従う必要はないが，参考にしていただければ幸いである．

　まず研究計画を立てる際に，主な文献は読んで内容を把握することにな

るであろう．これがしっかりしていると，構想を組み立てる際の道しるべとして，実際に論文を書くときには非常に役立つ．研究計画の段階で，少なくともどんな内容で，どのような結論であったかを，参考文献として引用するための情報とともに記録しておくとよい．前にも述べたが，パーソナルコンピュータを利用しているなら，データベースを作成しておくと，後々の研究にも役立てることができる．

　論文の文章は「対象と方法」の部分から書き始めるのがやりやすいと思う．この部分は研究計画の段階ですでに大部分できあがっているはずなので，これに対象の性や年齢の分布などを付け加え，方法論に関する文献を引用すればよい．次には，結果の部分を書く．これには論文に掲載するための表や図を作成することも含まれる．そしてこれを見て文献と比較しながら考察を書く．この主要部分ができれば，それをまとめて結論を書き，抄録を書く．そして最後に題名をつけ，「はじめに」の部分を書き，引用した文献を投稿規定に合うように並べて番号を確定させ，本文中に書き込む．

　この順序は，書きやすさの順番にもなっていると思う．研究計画を言語化してあれば，対象と方法はすでにできあがっているも同然である．そこに対象として実際に調査した人数と，その一般的特性（デモグラフィックデータ）を付け加えればよい．測定法や調査法，統計的な技法などについての説明も，実際にそれを用いて結果を得ているのであるから，必要な文献を引用しながら書くことに困難はないはずである．それに次いで結果の部分は，主に表を作り必要なら説明のための図を作ること，そしてそれを言葉で説明することにつきるので，これもあまり難しくはないだろう．

　これらに比較して，次の考察を書く段階では，難しさは増してくる．しかし一方では自分の主張を展開するという，論文を書くことの目的であるいちばん大事な部分を作り上げる過程でもある．ここでも研究計画の段階でどれだけ自分のやりたいことをはっきり把握できているかによって，困難さは違ってくるだろう．ここまでできれば，論文の主要な部分はできあがる．まとめと結論，抄録，題名は，主要部分ができあがってはじめて書くことができるという性質をもっている．これが済んでから，最後にはじ

めにの部分を書くとよいのは，私の実感では最初に書き始めようとしたときとは段違いに書きやすいからである．それは考察のための文献考察をする段階で，書いている論文の意義がよりはっきりと見えてくるためであろうと思われる．もちろん研究計画の段階で仮説設定をする際に，一度は考慮したことであるはずだが，それが結果を得てさらに明確になり，考察をしてみて最終的に見通せるようになるからであろう．

　最後にコツとして，論文を「寝かせる」ことがある．一応自分で読み直し，共同研究者との調整も済ませて，これでもう投稿できるというところまで仕上げたら，同僚や指導者に読んで批評してもらうこともよいだろう．また統計や測定の方法論など，自分の専門外の部分はその専門家に見てもらう．そしてその間，自分はいったんその論文から離れてみるとよい．少なくとも3日，できれば1週間くらいはおいて，もう一度新たに，著者としてではなく，読者や査読者の目で読み直してみると，分かり難いところ，くどいところ，説明不足，弱点などが見えることが多い．つまり一つの論文に集中しすぎると，自分にとって「分かりきったこと」ができてくる．しかし初めてそのデータを目の当たりにする人—それは査読者であり一般の読者でもある—にはそれは「分かりきったこと」ではない．最小限の必要な説明を加えることによって，自分の考えの道筋が合理的で無理がないことを示すことができる．それを発見するにはいったん離れてみることが有用なのである．

　専門家や同僚に読んでもらったら，そのアドバイスや批評は考慮に入れ，納得がいかないのであれば議論する時間をとってもらうのもよいだろう．共同研究者以外から有益なアドバイスを貰ったら，了解を得てその人たちへの謝辞を論文の最後に付け加えるようにする．これの特殊な場合が，学位論文の指導者に対するものであろう．

むすびとして

第12章　臨床と疫学

第12章

臨床と疫学

　この本の最初にも述べたが，臨床研究における症例報告と統計的方法は，車の両輪とでもいうべき役割を担っている．症例報告であっても，それが科学的な材料として提供される場合には，常に普遍化・一般化を志向しているはずである．逆に統計的方法を用いた研究も，臨床研究である以上，最後には臨床に戻るという視点を忘れてはなるまい．統計的方法は，観察された事象から何がいえるのかを考える際に，一つの判断基準を与えてくれる．また症例から得られた事実関係について実証研究をしたい場合，どのように研究を組み立てるかは，統計的方法との関連で考えていけばよいことが多い．

　統計的方法を使うか否かにかかわらず，臨床研究の目的は，病因を解明する手がかりを見いだし，臨床に役立つ資料を蓄積し，予防策の可能性を探ることであろう．筆者の専門領域である疫学，特に臨床疫学は，人間の集団を対象としてこの問題を扱うための方法論を持っている．そこで本章では疫学と臨床疫学について述べることによって，締めくくりとしてみたい．

1. 疫学の誕生と発達

　疫学はその原点を感染症にもっている．以前にも簡単にふれたが，疫学の出発点として知られているスノウによるコレラの疫学研究は，19世紀の半ば，まだコレラ菌はおろか，病原微生物の存在すら知られていない時代

になされた．スノウは（現代の言葉でいえば）コレラ発生の時間集積性と空間集積性に着目して，感染経路になっていた共同水栓の存在をつきとめ，新たな感染防止に成功したのである．つまり疫学のそもそもの始まりは，予防に役立つ「病原」をつきとめるところから始まった．その後この領域は病気の危険因子を3種類，すなわち**個体（Host）要因**，**環境（Environment）要因**，**病原（Agent）要因**に分けて考える，3元論の疫学としてまとめられる．個体要因とは，病気に罹患する個人あるいは生物としてのヒトの側の要因である．性・年齢・人種から，身長・体重・肥満度など身体的な特性や検査によって測定される値，遺伝的脆弱性などが含まれる．環境要因は病気に罹患する人をとりまくあらゆる環境の側の要因である．居住地と居住形態，その場の水や大気の性状，食物，酒やタバコ，家族状況，職業と収入などがその例となる．そして病原要因は「病原体」のことである．しかし感染症以外の疾患では，病原要因を特定することはなかなか難しい．また環境要因よりは個体要因のほうが大きな意味をもつこともある．

医学の主なターゲットが急性感染症から慢性非感染性疾患に移行するのに伴って疫学も変化し，病原要因を環境要因と区別しない，2元論の疫学がいわれるようになった．さらに個体要因と環境要因の区別さえせずに，考え得るあらゆる要因の中から，疾患の発生に影響を与える要因を見つけだすことに力点が置かれるようになった．これがある病気の危険因子を探すことを目的とする現代の疫学の一つの姿である．

2．疫学から臨床疫学へ

ここで疫学は，多数の対象を調査し，危険因子を探り出すためにさまざまな統計的な方法を駆使するようになった．経済学や教育学，心理学などとともに，第8章に説明した多変量解析の方法論を用いるようにもなった．**疫学**（epidemiology）の方法論である**生物統計学**（biostatistics）の面でも多くの展開があった．横断的な調査ばかりでなく，対象をある一定の地域の住民やある時期に出生した集団などに固定して追跡する，長期にわたる

縦断的な調査方法も用いられるようになった．大きな集団における病気の発生を横断的比較研究や追跡調査によって調べる場合，疫学調査は罹患率や有病率を求めるための調査となる．どのような特徴をもったものがある病気に罹患しやすいかを比較することによって，目的が達成されるからである．しかし一方では，このような方法は臨床から次第に遠ざかり，背景としての一般的事実や，集団としての病気の像を明らかにすることはできても，日々の臨床の役に立つことが少なくなっていった．そして疫学が生物統計学の側面を大きく展開させたことが，臨床家から敬遠される原因になっていないとはいえない．しかし本来臨床と疫学が分離してしまうという事態は望ましいものではない．

そこで，**臨床疫学**（clinical epidemiology）という考えかたが登場する．日常の臨床においても，統計的あるいは疫学的な考えかたを応用すれば，役立つことは数多くある．またこれは，臨床という医学の原点に立ち戻るということでもある．臨床には，「役立つか役立たないか」という，非常に実用的で厳しい判断基準が存在する．しかし疫学の原点であるスノウの仕事という「初心」に帰れば，当然の視点であるともいえよう．臨床疫学の内容は，疫学的方法論をいかに臨床研究に応用するかを考えることであり，具体的には臨床研究の方法論，測定法や評価法に関する問題，危険因子を探す方法の臨床研究への応用，意志決定や判別に用いることのできる統計的方法などから成っている．すでに説明したことも多い．臨床研究の方法論の基礎についてはこの本の第1章から第4章で解説した．測定法や評価法の信頼性妥当性についても第6章で取り上げた．疫学的因果関係については第10章で説明した．そこで本章では今まで言及していない問題のいくつかを解説しよう．

3. 疫学的方法の考えかた

疫学とは罹患率や有病率を求めることだというのが一般的なとらえられかたであるらしい．それは，専門雑誌に掲載される「…の疫学」あるいは「…に関する疫学調査」と題のついた論文の内容が物語っている．たしか

に罹患率や有病率は疫学によく使われる数字である．しかしそれは疫学の一部であってそれがすべてではないと思う．以前にも疫学的因果関係についての説明で少しふれたが，疫学とは人間集団を対象として病気の**危険因子**を探すための学問である．どのような集団にその病気が多く存在し発生するかを比較するために**有病率**（prevalence）や**罹患率**（incidence）が用いられるが，それらを求めることだけが疫学の目的ではない．ちなみに，有病率はある時点あるいは期間にある疾患を持っているものの率であり，罹患率とはある期間における疾患の発生率である．急性疾患で，同一の個体が観察期間中に再び罹患することがない場合，有病率と罹患率はほぼ等しいが，慢性疾患の場合には有病率と罹患率の意味と値は大きく異なる．

　その起源から考えても，疫学は病気の予防と治療に役立つ所見を得るための方法論である．感染症を主な対象としていた時には，その「原因」の追及は病原体をつきとめることであり，単一の原因が特定の病気を発生させるという単純な因果関係モデルが成立した．しかし慢性非感染性疾患では，一つの疾患に多くの要因がリスクファクターとして働き，また一つの要因が多くの疾患のリスクファクターになり得る．因果関係のモデルは複雑にならざるを得ない．

　しかし一方では，感染症における病原体のような「原因」が見いだせなくても，その疾患に対する対策を立てるために有用な知識を得ることはできる．それは臨床疫学的アプローチによる臨床研究から得ることが可能である．もちろん人間集団を研究対象にするので，実験的なアプローチはできない．しかし要因（リスクファクター）と結果（罹患）の関係を，できるかぎりバイアスを除いて明確にすることはできる．

　疫学は，ある特徴をもつという意味で均質と仮定できるなんらかの集団を研究対象にする．それはある疾患をもつという特徴でもよいし，ある地域に住むとかタバコを1日20本以上吸うというような特徴でもよい．対象となる集団は選び出された時にすでに疫学の価値がある程度決まる．たとえば，ある疾患を持つ集団を対象とするとき，その集団をどこからどのように得たかによって，最終的に得られる結果からいえることの限界が決まる．同じ疾患の患者でも，一病院の受診者から選び出された対象と，地域

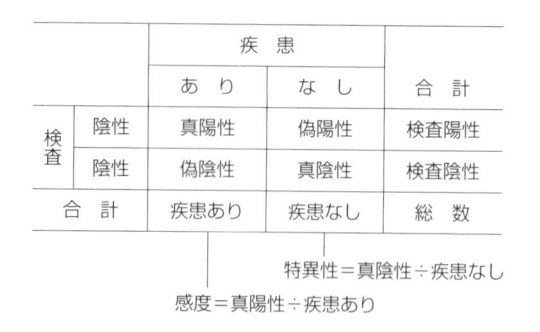

		疾　患		合　計
		あ　り	な　し	
検査	陽性	真陽性	偽陽性	検査陽性
	陰性	偽陰性	真陰性	検査陰性
合　計		疾患あり	疾患なし	総　数

特異性＝真陰性÷疾患なし
感度＝真陽性÷疾患あり

表12-1　検査の感度と特異性

の全住民の健康診断の結果見いだされた対象では，得られる結果の解釈が異なる可能性がある．またこれと比較する対照群の選びかたも，対象群の性質に合わせて，仮説を証明するに足りるように設定することが必要となる．個々の研究の仮説と入手可能な調査対象によって異なる部分が大きいので一般的な説明は難しいが，要は合理的な推論によって調査結果から仮説を証明できるように，研究を組み立てればよい．また最終的に知りたいことが直接測定不可能である場合には，できるだけ合理的で妥当性の高い仮定を設けて推論を進めることもあり得る．そのような仮定は，文献的にまた常識的に十分考察されるべきであることはいうまでもない．

4. 検査の感度と特異性

　スクリーニングや判断材料に使うために検査を用いることはよくあるだろう．また数量的・客観的要素の入った研究にも，いろいろと工夫された検査法が用いられるようになってきた．一般に検査結果と疾患の有無の関係は表12-1のような四分表—真陽性，偽陽性，偽陰性，真陰性—にまとめることができる．この表から検査に関するいくつかの指標の考えかたを説明しよう．
　まず検査の**感度**（sensitivity）と**特異性**（specificity）という言葉を説明する．検査の感度とは，疾患ありの中の真陽性の割合であり，特異性とは

疾患なしの中の真陰性の割合である．検査値が連続量で与えられる場合には，区切る値（cut-off point）によって感度と特異性は変化する．一般に感度のよい検査は偽陽性も多くなって特異性が下がり，特異性を高くすると偽陰性が多くなって感度が下がる．したがって，疾患を見逃すと重大な結果を招くような場合には感度のよい検査を選ぶべきである．また大きく網をかけてその中から真の疾患あり群を逃さず取り上げたい場合にも，まず感度のよい検査が選ばれる．感度のよい検査は偽陰性が少ないので，検査陰性の場合には疾患もないと考えてよい．したがって除外診断に使えることになる．これに対して特異性の高い検査を疾患の疑いが大きい集団に行なえば，偽陽性が少ないので，これが陽性の場合にはかなりの確率で疾患ありと判断できる．したがって他の情報と併せて，確定診断したい場合に用いるのがよい．

　感度と特異性は表12-1を縦割に，すなわち疾患の有無によって検査の陽性・陰性の割合を見たものである．しかしこれを横に，すなわち検査結果の陽性・陰性によって分けた群の，疾患の有無の割合を考えることもできる．この場合，検査陽性の中の疾患ありの割合を陽性反応的中度（positive predictive value）といい，検査陰性の中の疾患なしの割合を陰性反応的中度（negative predictive value）という．しかしこれらの値を用いるときには注意が必要である．この四分表にまとめられた集団の由来によって，値の意味が大きく異なるからである．一般の健康診断において集められたデータの場合には，疾患ありの割合が低いので特異性がかなり高くても的中度は低くなる．逆にある症状があって病院に来た人の検査結果の場合には，疾患ありの割合が多くなるので的中度は高まる．つまり感度と特異性が等しくても，総数の中で疾患ありの割合が高いほど陽性反応的中度は高くなる．つまり検査の評価としてこの的中度を用いる場合には，それがどのような背景で使用された場合かを明記しなければ意味がない．

		結果（疾患）		合計
		あり	なし	
要因	あり	A	B	A+B
	なし	C	D	C+D
合計		A+C	B+D	A+B+C+D

疾患なし群の要因オッズ
: [B/(B+D)]÷[D/(B+D)]＝B÷D

疾患あり群の要因オッズ
: [A/(A+C)]÷[C/(A+C)]＝A÷C

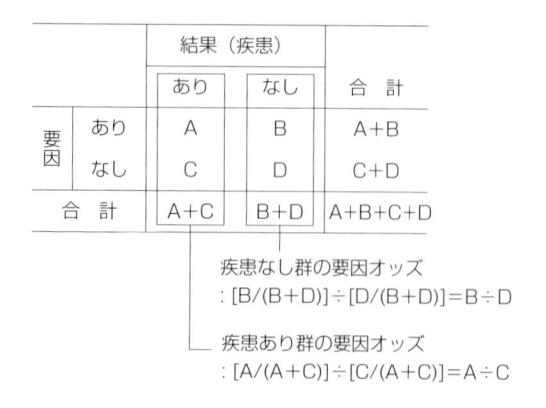

表12-2-1　要因と結果（疾患）との関係：患者―対照研究

		結果（疾患）		合計	
		あり	なし		
要因	あり	A	B	A+B	要因あり群の罹患率：A÷(A+B)
	なし	C	D	C+D	要因なし群の罹患率：C÷(C+D)
合計		A+C	B+D	A+B+C+D	

表12-2-2　要因と結果（疾患）との関係：追跡調査

5. リスクの評価

　疫学で重視されるリスクとは，もともとある要因（リスクファクター）に曝された集団において，疾患にかかる危険度が増加するという意味である．したがってある要因が疾患の発生に関連があるか否かということである．リスクは表12-2-1と12-2-2に示したように，縦横二つの方向のどちらから見ているかをはっきりさせてから考えると分かりやすい．同じ四分表でも，このように一方には結果（疾患）に影響を与えそうな要因の有無，もう一方には結果（疾患）の有無をとった四分表は，疫学では重要な意味をもっている．患者―対照調査は病気の有無によって分けた各々の集団に

おける要因の有無の違いを（表12-2-1），逆に追跡調査の結果ならば，要因の有無によって二つの集団を設定して病気の発生の違いを（表12-2-2），それぞれ検討することができる．この表を得たとき，そこで注目されている一つの要因が，疾患にどの程度の重要性をもつかを検討するために，リスクのいろいろな考えかたが使われる．

真のリスク評価は追跡調査によって得られる（表12-2-2）．リスクの基本的な表現形態は罹患率であり，要因のあり群となし群における罹患率を比較することによって評価される．要因あり群における罹患率と要因なし群における罹患率がどのぐらい違うかによって，要因の重要性を決めることができる．罹患率の違いを見るのに，その差をとる方法と比をとる方法がある．要因あり群における罹患率から要因なし群における罹患率を引いた値は，**帰属危険度（寄与危険度，attributable risk）**と呼ばれ，要因を持つことによって増加するリスクの絶対値である．また要因あり群における罹患率を要因なし群における罹患率で割った値は，**相対危険度（relative risk）**と呼ばれ，要因を持つことによる相対的危険度を示すので，1以上のときその要因によるリスクがあることになる．

いうまでもないが，患者―対照研究（表12-2-1）から罹患率を算出することに意味はない．この表では疾患あり群と疾患なし群だけに群としての意味があるので，横の和（A + B）には罹患率の分母としての意味がないからである．この場合リスクの評価をするために，**オッズ比（見込比，odds ratio）**という値が使われる．オッズとはある群の中で，ある事象が起こる確率と起こらない確率の比である．群を疾患の有無別にとり事象を要因といい換えれば，表12-2-1に示すような要因オッズの値が算出できる．疾患あり群の要因オッズと，疾患なし群の要因オッズを比較することには意味がある．オッズ比は疾患あり群のオッズを疾患なし群のオッズで割った値である．この値は共通の分母を払って単純化すると，（A × D）÷（B × C）という形になり，これは追跡調査において要因あり群の疾患オッズと要因なし群の疾患オッズを用いたオッズ比の計算式と一致する．いずれの調査でもオッズ比は要因と結果である疾患の関連が強いほど大きな値となり，関係がない場合1，1より小さい場合にはその要因は危険ではな

く疾患を防御する方向に働いていることを示す．

　このオッズ比は相対危険度の推定値として用いられることがある．たとえば追跡調査における相対危険度の計算式：［A／（A＋B）］÷［C／（C＋D）］で，AやCの値がBやDの値に比較してずっと小さいとすると，つまり罹患率があまり大きくないとすると，計算式でA＋BをB，C＋DをDに置き換えてもオッズ比の値はあまり変化しないと考えられる．つまり相対危険度は［A/B］÷［C/D］で近似することができ，この式は疾患オッズによるオッズ比の計算式と同じである．

　患者―対照研究からいかにして相対危険度を推定するかという問題は，疫学における関心事の一つであり，多くの研究が発表されている．興味のあるかたは，専門書を参照していただきたい．

あとがき

　はやいもので，この本の元になった専門誌への連載を書いてから10年以上たち，単行本として出版してからも8年たってしまった．この10年，東京都精神医学総合研究所に所属しながら，たくさんの臨床家の先生方とかかわり，さまざまな研究に参加させていただいてきた．この4月に勤務先が変わったが，引き続き精神医学の研究にかかわっていくこととなった．

　世の中は21世紀に向けて，ますます情報化が加速しているようにみえる．パーソナルコンピュータや携帯電話の普及，インターネットやeメールといった情報ネットワークの発達という，ハードウェアや社会資源の整備発展とともに，さまざまな情報が権力者や専門家の間に留まらず，広く一般に公開されるようになるという，これまでにない変化が起こっている．近ごろ医療事故やミスが多くマスコミに取り上げられているが，これはそんな事態が増えたわけではなく，闇に葬られることが少なくなっただけかもしれない．それだけ情報が公開される（されざるを得ない）ようになったということなのだろう．情報がいかに重要な意味をもつかということが，広く認識されるようになったということでもある．「情報弱者」の存在が問題になる時代である．この変化は，相当に大きな変化であると思う．おおげさにいえば，産業革命に次いで人類が経験する，世界規模の社会変革—情報革命—といってよいのだろう．

　医療の世界においても，カルテの情報の開示を求める人が出てきはじめている．カルテは誰のものなのか，カルテに書かれた情報を使ってよいのは誰なのか，という議論も始まっている．また臨床医学の現場でも，当事者の自己決定権が尊重されるべきであるという考えが広まってきている．宗教上の理由から輸血を拒否する，という例を考えれば分かるように，命にかかわる場合でさえ，必ずしも延命だけが第一優先とはいい切れなくなってきている．尊厳死という考え方も広まってきた．つまり，これまでの

ように「患者は医者にだまって任せていればいいのだ」という医療は成り立たなくなってきつつある．もちろんまだまだ「お医者様にお任せしたい」という患者さんは多いかもしれないが，自分の受ける医療は自分で決めたいと思う人が増えてくることは間違いない．少なくとも専門家の側は，そういう人がいることを認識して，それに対する備えを考えておかなくてはならないだろう．

　これからは，インフォームド・コンセントなしには医療を考えられない時代になる．そこで医療の専門家の役割は，「患者に代わって決断し，治療する」ことから，「患者の決断を助け，本人の意志を尊重しながら治療を提供する」ことへと変化する．専門家は患者に理解される言葉で，患者の知りたい情報を提供しなくてはならない．それは医療の専門家が自分の責任を放棄し，患者に決断を押し付け，いいなりになることではない．治療の方法を提案し，その効果と危険性，副作用，予後予測，それ以外の方法があるか，などを説明しなくてはならない．場合によっては治療をしぶる患者を説得したり，セカンドオピニオンを求めるように勧めることも必要だろう．「黙って任せておきなさい」というより，ずっと大変な仕事である．これを実践するためには，医療の専門家の個人的な経験や信念だけでは不充分であり，根拠となる科学的データがどうしても必要となる．それは臨床的な実証研究からしか得られないものである．また，evidence based medicine ということもいわれるようになり，臨床データを役立つようにまとめることの必要性，重要性は増してきているようである．

　私の専門は疫学である．現在は国立精神・神経センター精神保健研究所，その前には東京都精神医学総合研究所に籍を置いて，主に精神医学の臨床研究にかかわってきた．大学院を出て最初に就職した成人病研究所では，主に糖尿病の研究者や臨床家とともに仕事をした．その経験を通じて「データを集める前に相談してくれれば，もっとよい研究ができたのに…」という思いをすることがよくあった．統計的仮説検定を用いて検証すべき仮説が何なのか，それがデータを集める段階ではっきりしていないために，無駄が多くなり，無理を通さざるを得ない研究が多々あることも分かってきた．

臨床医学がカバーしなければならない範囲は非常に広く，したがって研究を要することも大変に多い．臨床に携わっていれば，検証すべき仮説はいくらでも発見することができるだろうとさえ思える．しかしそこには「役に立つか立たぬか」という，非常に実際的なしかも厳しいふるい分けの基準が存在する．また，日常の臨床からより一般化できる知見や技法を抽出することは，医学にとって不可欠な手続きである．しかし一方ではそれが実際の病気の治療と不可分であるために，治療第一，研究第二という順序は崩すことができない．その制限の上に科学的で有用な研究成果を得るために，どのようにデータを収集し分析していけばよいかは，充分に考慮されるべきであろう．また研究成果を学会に発表し，論文として価値を持たせるためには，研究方法論がきちんと手続きに則っていることは必須の条件である．それは主に追試をしたり，同じ分野の専門家の間で有効な議論を交わすために必要なものであり，そのための方法を解説することが，この本の目的である．

　この本の元になったのは，雑誌「精神科治療学」に1989年から1990年にかけて連載した「臨床データの取りかたと扱いかた」12回の解説シリーズである．このような解説をまとめるチャンスを与えてくださった，雑誌「精神科治療学」編集委員会と，この原稿の使用をお許し頂いた星和書店に感謝したい．また，これに精神医学以外の例を付け加えて，単行本としての出版を引き受けていただいた杏林書院と，太田博氏に深謝する．

平成12年9月
　　　国立精神・神経センター精神保健研究所にて
　　　　　　　　　　　　　　　　　　　　　　　　　　　　　著　者

参考書

統計学入門書
- 新田裕史・佐藤俊哉：生物統計学入門．現代数学社，京都，1989.
- 緒方裕光・柳井晴夫：統計学―基礎と応用―．現代数学社，京都，1999.
- 高木廣文・三宅由子：よくわかる医療看護のための統計学入門．メディカ出版，大阪，1991.

質問紙調査
- 高木廣文・三宅由子：看護研究にいかす質問紙調査．JJNスペシャル No.48，医学書院，東京，1995.

統計学参考書
- Everitt, B. S. : The Analysis of Contingency Tables. Chapman & Hall, London, 1977.（山内光哉監訳：質的データの解析．新曜社，東京，1980.）
- Fleiss, J. L. : Statistical method for rates and proportions. John Wiley and Sons, Inc., New York, 1973.（佐久間昭訳：計数データの統計学．東京大学出版会，東京，1975.）
- Hartwig, F. and Dearing, B. E. : Exploratory data analysis. SAGE Publications, London, 1979.（柳井晴夫・高木廣文訳：探索的データ解析の方法．朝倉書店，東京，1981.）
- 林知己夫・多賀保志：調査とサンプリング．同文書院，東京，1985.
- Siegel, S : Nonparametric Statistics for the Behavioral Sciences. McGraw-Hill Book, 1956.（藤本熙監訳：ノンパラメトリック統計学―行動科学のために―．マグロウヒルブック，東京，1983.）
- 杉山明子：社会調査の基本（林知己夫編：現代人の統計―3）．朝倉書店，東京，1984.

多変量解析入門
・柳井晴夫・岩坪秀一：複雑さに挑む科学多変量解析入門．講談社（ブルーバックス），東京，1976．

多変量解析
・Chatfield, C. & Collins, A. J. : Introduction to multivariate analysis. Chatman & Hall, London, 1984. （福場庸ほか訳：多変量解析入門．培風館，東京，1986．）
・林知己夫：数量化の方法．東洋経済新報社，東京，1974．
・鷲尾泰俊・大橋靖雄：多次元データの解析（シリーズ入門統計的方法3）．岩波書店，東京，1989．
・柳井晴夫・高木廣丈編著：多変量解析ハンドブック．現代数学社，京都，1986．

その他
・Carmines, E. G., Zeller, R. A. : Reliability and validity assessment. SAGE Publications, London, 1979. （水野欽司，野嶋栄一郎訳：テストの信頼性と妥当性．朝倉書店，東京，1983．）
・林知己夫：データ解析の考え方．東洋経済新報社，東京，1977．
・林知己夫：調査の科学．講談社（ブルーバックス），東京，1984．
・橘敏明：医学・教育学・心理学にみられる統計的検定の誤用と弊害．医療図書出版社，東京，1986．
・椿広計・藤田利治・佐藤俊哉編：これからの臨床試験　医薬品の科学的評価—原理と方法．朝倉書店，東京，1999．

疫学と臨床疫学
・Anderson, S., Auquier, A., Hauck, W. W., et al. : Statistical Method for Comparative Studies—Techniques for Bias Reduction. John Wiley & Sons lnc., 1980. （重松逸造・柳川洋監訳：疫学・臨床医学における比較研究の統計学．ソフトサイエンス杜，東京，1982．）

- 青山英康編：今日の疫学．医学書院，東京，1996．
- Fletcher, R. H., Fletcher, S. W., Wagner, E. H. : Clinical Epidemiology.Williams & Wilkins（Baltimore），1982．（久道茂・清水弘之・深尾彰訳：臨床のための疫学．医学書院，東京，1986．）
- Schlesselman J. J. : Case-control studies-design, conduct, analysis. Oxford University Press, 1982．（重松逸造監訳：疫学・臨床医学のための患者対照研究．ソフトサイエンス社，東京，1985．）
- 豊川裕之編：疫学（新版保健学講座2）．メジカルフレンド社，東京，1984．
- Weiss N. S. : Clinical epidemiology: The study of the outcome of illness. Oxford University Press, New York, 1986.

例として用いた論文
- Kadowaki, T., Miyake, Y., Hagura, R. et. al. : Risk factors for worsening to diabetes in subjects with impaired glucose tolerance. Diabetologia, 26 ; 44-49, 1984.

主要索引

欧文索引

alternative hypothesis 48
attributable risk 151
box-and-whisker 43
case-control study 121
covariance 82
Cronbachのα信頼性係数 75
cross table 44
data 27
epidemiology 90
expected value 65
Fisher's exact test 67
Fisherの直接確率法 67
frequency 37
frequency distribution 37
F検定 60
histogram 38
inter-rater reliability 77
kappa statistic 88
Mann-WhitneyのU検定 63
matching 121
McNemar検定 67
method of least squares 89
multiple comparison 62
normal distribution 39

null hypothesis 47
observed value 65
odds ratio 151
one-way ANOVA 61
percentile 42
prospective study 119
Q検定 68
range 42
relative risk 151
reliability 70
retrospective study 119
risk factor 98,119
sample 48
sensitivity 148
standard error 59
t検定 59
U検定 63
validity 70
Wilcoxonの符号順位和検定 64

和文索引
【ア行】

アイテム 43,44
アイテム-カテゴリーデータ 43,44
α信頼性係数 75

一元配置分散分析 …………61
一致率 ………………………88
因子的妥当性 ………………75
因子分析 ……………………101
後向き（ふりかえり）調査 …119
疫学 …………………………90
疫学的因果関係 ……………90
F検定 ………………………60
横断調査 ……………………119
オッズ比（見込比）…………151

【カ行】
回帰直線 ……………………89
χ^2検定 ……………………65
κ統計量 …………………77,88
カテゴリー …………………44
間隔尺度 …………………29,58
頑健性 ………………………59
観察値 ………………………65
患者―対照調査 ……………121
患者調査 ……………………120
感度 …………………………148
幹葉表示 …………………38,39
関連係数 ……………………87
聞き取り調査 ………………124
危険因子…………98,119,147
基準関連妥当性 ……………73
基準変数 ……………………95
帰属危険度（寄与危険度）…151
期待値 ………………………65
帰無仮説 …………………47,48

Q検定 ………………………68
級内相関 ……………………88
分数 ………………………81,82
クラスター分析 ……………102
クロス集計 …………………44
限界確率 ……………………56
検出力 ………………………52
ケンドールの順位相関係数 τ …86

【サ行】
最小2乗法 …………………89
自記式調査 …………………124
四分位数 ……………………42
重回帰分析 …………………96
従属変数 …………………89,95
縦断調査 ……………………119
周辺分布 ……………………65
主成分分析 …………………99
順位相関係数 ………………86
順序尺度 …………………29,30
信頼性 ………………………70
数量化 ………………………99
スピアマンの順位相関係数 r_s …86
正規分布 …………………39,58
正規分布検定 ………………59
生命表分析 …………………98
説明変数 ……………………95
全数調査 ……………………117
相関係数 …………………81,84
相関比 ………………………85
相対危険度 …………………151

【タ行】
第1種の過誤 …………………52
大数の法則 …………………52
第2種の過誤 …………………52
対立仮説 ……………………48
多重比較 ……………………62
多重ロジスティック分析 ……97
妥当性 ………………………70
探索的データ解析 ……………43
抽出法 ………………………49
柱状図 ………………………38
直接確率法 …………………67
追跡調査 …………………97,121
対比較 ………………………62
t検定 ………………………59
データ ………………………27
データ化 …………………27,31
統計的仮説検定 ……………46
特異性 ………………………148
独立変数 ……………………95
度数 …………………………37
度数分布 …………………37,38,39

【ナ行】
内容妥当性 …………………72
二項検定 ……………………68
ノンパラメトリック ………55,62

【ハ行】
パーセンタイル ……………42
箱ひげ図 ……………………43
パラメトリック ……………55

範囲 …………………………42
判別分析 ……………………97
ヒストグラム ………………38
百分位数 ……………………42
評価者間信頼性 ……………77
標準誤差 ……………………59
標準正規分布 ………………59
標準偏差 ……………………41
標本 …………………………48
標本調査 ……………………117
比例尺度 ……………………29
比例度 ………………………29
フェイスシート ……………128
符号検定 ……………………64
符号順位和検定 ……………64
不偏標準偏差 ………………41
不偏分散 ……………………41
分散 …………………………41
平均値 ………………………40
併存的妥当性 ………………74
弁別的（判別的）妥当性 ……75
母集団 ……………………48,49

【マ行】
前向き調査 …………………119
マッチング …………………121
面接調査 ……………………123

【ヤ行】
U検定 ………………………63
郵送法（郵送調査） …………125
予測妥当性 …………………73

【ラ行】

離散量 ……………………30
リスク　…………………150
リスクファクター　…………150
臨床疫学………………144,146
連続量 ……………………30

【著者】 国立精神・神経センター　精神保健研究所
　　　　精神保健計画部　統計解析研究室　室長

1992年3月10日　第1版第1刷発行
1994年4月10日　第2刷発行
2001年3月30日　第2版第1刷発行
2004年4月20日　第2刷発行

臨床データのまとめかた　改訂第2版

定価(本体2,400円+税)　　　　　　　　　　　　　検印省略

　　　　　著　者　三宅　由子
　　　　　発行者　太田　博
　　　　　発行所　株式会社　杏林書院
　　　　　〒113-0034　東京都文京区湯島4-2-1
　　　　　Tel　03-3811-4887(代)
　　　　　Fax　03-3811-9148
© Y. Miyake　　　　http://www.kyorin-shoin.co.jp

ISBN 4-7644-0054-5　C3047　　　　　　杏林舎／川島製本所
Printed in Japan

・本書の複製権・翻訳権・上映権・譲渡権・公衆送信権（送信可能化権を含む）
　は株式会社杏林書院が保有します．
・JCLS ＜(株)日本著作出版権管理システム委託出版物＞
　本書の無断複写は著作権法上での例外を除き禁じられています．複写される
　場合は，その都度事前に(株)日本著作出版権管理システム(電話03-3817-5670,
　FAX 03-3815-8199)の許諾を得てください．